Ch. Feldmeier M. Pöschl H. Seesko

Aseptische Mondbeinnekrose
Kienböck-Erkrankung

Mit 45 Abbildungen und 11 Tabellen

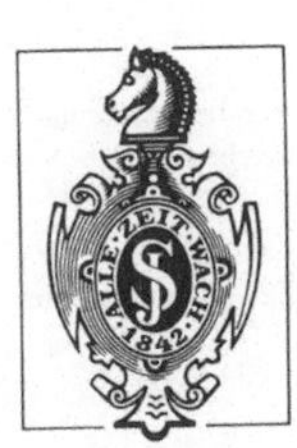

Springer-Verlag
Berlin Heidelberg GmbH

Reihenherausgeber

Prof. Dr. Jörg Rehn
Mauracher Straße 15, D-7809 Denzlingen

Prof. Dr. Leonhard Schweiberer
Direktor der Chirurgischen Universitätsklinik München-Innenstadt
Nußbaumstraße 20, D-8000 München 2

Prof. Dr. Harald Tscherne
Medizinische Hochschule, Unfallchirurgische Klinik
Konstanty-Gutschow-Straße 8, D-3000 Hannover 61

Autoren

Prof. Dr. Christian Feldmeier
Klinik und Poliklinik für Sportverletzungen
Technische Universität München
Connollystraße 32, D-8000 München 40

Prof. Dr. Max Pöschl
Klinik und Poliklinik der Universität
Nußbaumstraße 20, D-8000 München 2

Dr. Hinrich Seesko
Chirurgische Klinik, Johannes-Gutenberg-Universität
Langenbeckstraße 1, D-6500 Mainz

ISBN 978-3-540-17311-3

CIP-Kurztitelaufnahme der Deutschen Bibliothek. Aseptische Mondbeinnekrose – Kienböck-Erkrankung /
Ch. Feldmeier, M. Pöschl u. H. Seesko.
(Hefte zur Unfallheilkunde ; 184)

ISBN 978-3-540-17311-3   ISBN 978-3-662-01111-9 (eBook)
DOI 10.1007/978-3-662-01111-9
NE: Pöschl, Max:; Seesko, Hinrich:; GT

Vorwort

Die Autoren vorliegender Monographie geben einen Überblick über die von Kienböck 1910 erstmals beschriebene aseptische Mondbeinnekrose. Sie beschreiben die klinische Symptomatologie, und anhand zahlreicher Arbeiten älteren und jüngeren Datums wird auf die Fragen der Ätiologie eingegangen. Während früher klinische und experimentelle Beobachtungen chronische Durchblutungsstörungen für das Krankheitsbild verantwortlich machten, treten in neuerer Zeit immer mehr solche traumatischen Ursprungs in den Vordergrund. Auch andere Ursachen wie biomechanische Formvarianten — ausgeprägter Längenunterschied zwischen Radius und Ulna im proximalen Handgelenk, Madelung-Deformität, prominenter Radiusfirst — sind als Ursache ernsthaft zu diskutieren und geben Anlaß zu unterschiedlicher Verfahrenswahl in der Therapie. Besonders wichtig erscheint daher eine Übersicht über die gebräuchlichen therapeutischen Maßnahmen, welche derzeit üblich sind.

Bei fast allen aseptischen Nekrosen des Skelettsystems tauchen in der Diskussion über die Ätiologie die Frage des zeitlichen Zusammenhangs mit einem etwa erlittenen Trauma auf. Die Anhänger einer „primären Nekrose" sehen im Bilde eines deformierten oder aufgelockerten Mondbeins die Folge einer sekundären Fraktur, während andere wiederum von einer primären traumatischen Schädigung als Ursache ausgehen.

Die immer noch kontrovers geführte Diskussion über Ätiologie und die Verschiedenartigkeit der Therapie rechtfertigt die Auflage vorliegender Monographie. Möge sie dazu beitragen, in der täglichen Praxis den Einzelfall ätiologisch und therapeutisch angemessen einzuordnen.

Professor Dr. L. Schweiberer

Inhaltsverzeichnis

1 Einführung

Es wird ein Überblick über klinische Symptomatik, die Diagnostik und die Histologie der erstmals von Kienböck (1910/11) beschriebenen Lunatumnekrose gegeben. Anhand zahlreicher einschlägiger Arbeiten älteren und jüngeren Datums wird den Fragen der Ätiologie nachgegangen. Klinische und experimentelle Beobachtungen machen chronische Durchblutungsstörungen verschiedener Formen und Herkunft verantwortlich. In den Vordergrund treten immer mehr solche traumatischen Ursprungs (akute oder chronische Mikrotraumatisation). Nach wie vor lassen sich Nekrosen abgrenzen, die sich im Rahmen vorliegender besonderer biomechanischer Verhältnisse entwickeln, z. B. bei ausgeprägten Längenunterschieden zwischen Radius und Ulna im proximalen Handgelenk (Minusvarianten der Ulna), Madelung-Deformität und prominentem Radiusfirst.

Eine Übersicht über die gebräuchlicheren therapeutischen Maßnahmen, ergänzt durch eigene Beobachtungen und Ergebnisse, wird gegeben.

Das Krankheitsbild der Lunatumnekrose beschrieb als erster Kienböck im Jahre 1910, daher wurde es später als Kienböck-Krankheit in der Literatur geführt.

Weitere Bezeichnungen sind: Mondbeinerweichung, Malazie oder Osteochondritis (-osis) des Os lunatum (O.l.), Mondbeintod, Köhler-Mouchet-Krankheit oder Maladie de Köhler-Mouchet.

Die Bezeichnung Malazie lehnen einige Autoren ab, z. B. Axhausen (1924) und Cordes (1930). Er kehrt aber in der Literatur immer wieder, da er nichts über die Ursachen aussagt, sondern lediglich einen Zustand der Sinterung (Erweichung) des Knochens zum Ausdruck bringt (griech.: malakos = weich).

3 Klinisches Bild

Die Krankheit wird klinisch manifest, wenn Schmerzhaftigkeit im Handgelenk des Patienten zum Arzt führt. Zu diesem Zeitpunkt findet man in den meisten Fällen bereits fortgeschrittene Stadien der Lunatumnekrose, d. h. daß der tatsächliche Beginn der Krankheit klinisch meist stumm verläuft. Nicht selten wird ein akutes Trauma in der Anamnese vom Patienten im Zusammenhang mit seinen Beschwerden gebracht, und wirft dadurch gutachterliche Fragen auf.

Nach der initialen symptomarmen Phase kommt es allmählich zu schmerzhaften Bewegungseinschränkungen, Belastungsschmerzen und Kraftminderung im Handgelenk. Druckschmerz volar und dorsal über dem Mondbein sowie Stauchungsschmerz in der Verlängerung des Metakarpale III sind später die häufigsten klinischen Symptome.

Zusätzlich kann eine Schwellung an der Dorsalseite des Handgelenks auftreten. Auch in der Tabatière ist häufig ein Druckschmerz auslösbar. In späten Stadien kann man atrophische Veränderungen der Armmuskulatur beobachten und es entwickelt sich eine mehr oder weniger starke Arthrosis deformans (Pöschl 1971; Seibold u. Reichelt 1975; Wickenhauser u. Beck 1975).

4 Röntgenbild

Das Röntgenbild des erkrankten Mondbeins ist abhängig vom Stadium der Krankheit. Man findet alle Übergänge vom diskret verdichteten bis hin zum komprimierten Knochen. Honkanen (1937) unterscheidet ein initiales, florides und ein Reparationsstadium. Decoulx et al. (1957) und Lichtman et al. (1977) beschrieben 4 Stadien (Tabelle 1).

Wir geben einer Einteilung in 5 Stadien den Vorzug:

Stadium 1: Im Anfangsstadium wird die Kienböck-Krankheit wegen der erwähnten Symptomlosigkeit selten erfaßt. Manchmal findet man feinste subchondral gelegene Fissurlinien, die nach Pöschl (1971) v. a. am distalen oder proximalen Lunatumrand liegen. Bei entsprechender Anamnese kann das klinische Bild von dem einer unkomplizierten Handgelenksdistorsion nicht zu unterscheiden sein (s. „Frühzeichen einer Lunatumfraktur").

Stadium 2: Das Röntgenbild zeigt eine diffuse Verdichtung. Die äußere Form des Mondbeins ist noch unverändert (Abb. 1a). Pathologisch-anatomisch liegt ein Nebeneinander

Tabelle 1. Vergleichende Gegenüberstellung der radiologischen Stadieneinteilung nach Decoulx (1965) und Lichtman (1977) [Nach Bertini et al. (1982)]

	Decoulx et al. (1965)	Lichtman et al. (1977)
Stadium 1	— Allgemeine Zunahme der radiologischen Dichte des Knochens — Verlust der normalen trabekulären Struktur — Äußere Form erhalten	— Unauffällige Knochenarchitektur — Normale Knochendichte — Horizontale Frakturlinie
Stadium 2	— Fleckige Aufhellungen und Verschattungen	— Unterschiedliche Knochendichte — Eventuell Verminderung der Tiefe des radialen Anteiles des Os lunatum
Stadium 3	— Wie Stadium 2, jedoch mit beginnender Fragmentation	— Zusammenbruch des Mondbeins — Abweichungen des Skaphoids infolge Tiefertretens des Os triquetrum — Drehung des Kahnbeins — Ulnardeviation des Os triquetrum
Stadium 4	— Vollständige Fragmentation	— Wie Stadium 3, zusätzlich degenerative Veränderungen im Radiocarpalgelenk

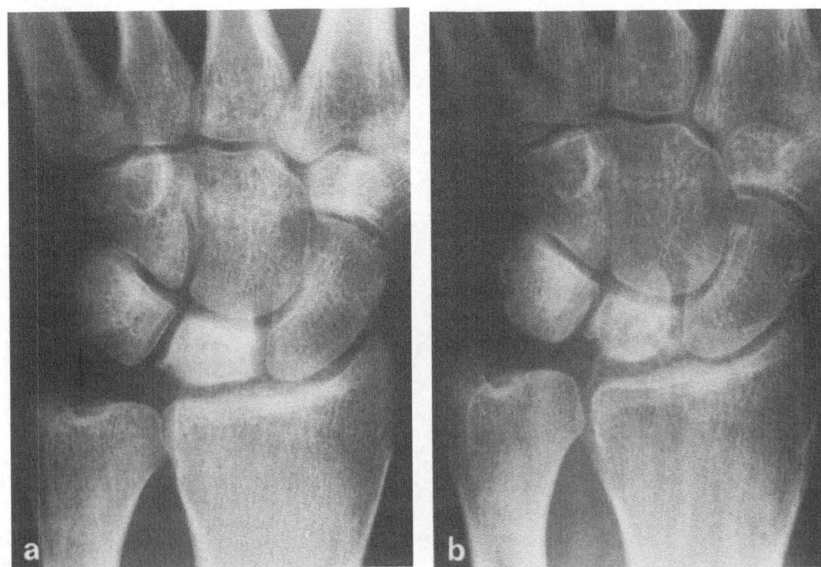

Abb. 1. a Lunatumnekrose vor dem malazischen Abbau; Verdichtung des gesamten Lunatums bei noch weitgehend erhaltener Form; nekrotische Randmulde über dem Radioulnarspalt, **b** Nach 8 Monaten: Zunehmende Osteolyse mit Zerfall des malazischen Lunatums; Ulnardeviation bei leichter Plusvariante der Ulna

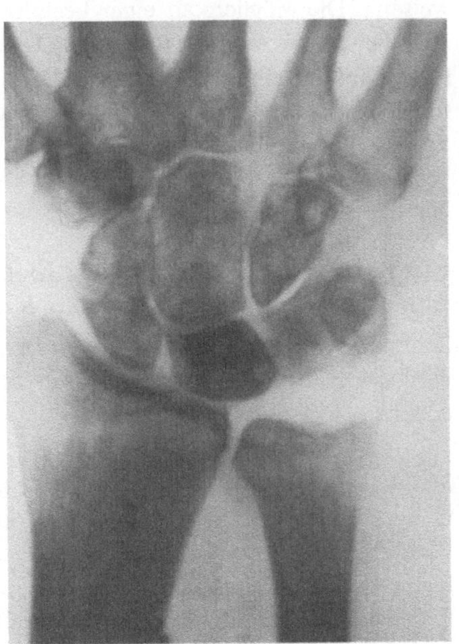

Abb. 2. Ausgeprägter M. Sudeck; verstärktes Hervortreten der Lunatumkondensierung als Zeichen der posttraumatischen Avaskularität

von Resorption nekrotisch gewordener Knochenbälkchen und Neuaufbau von Knochenstrukturen vor. Auch dieses Stadium verläuft oft beschwerdefrei.

Die Verdichtung des Mondbeins erscheint häufig initial im Rahmen eines Sudeck-Syndroms (Abb. 2). Dieses Phänomen ist zwar von großer Aussagekraft für die Erwartung einer

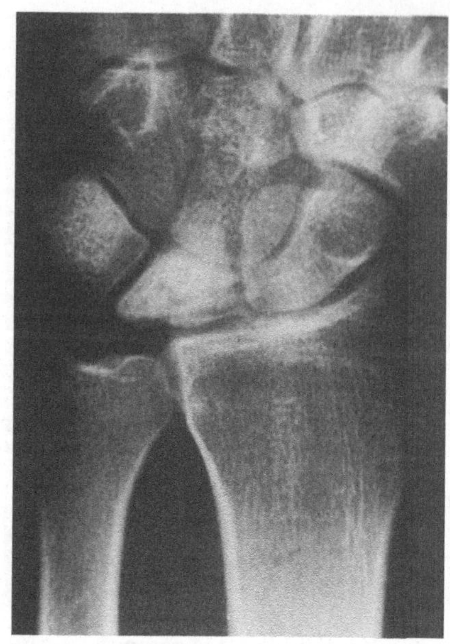

Abb. 3. Wahrscheinlich noch partielle Mondbeinnekrose, jedoch schon ausgedehntes proximal-radiales Nekrosetrümmerfeld. Radial gering trotz Keilform mit leichter Radialflexion der Handwurzel. Geringgradige Minusvariation der Handwurzel

avaskulären Nekrose, jedoch nicht absolut für die weitere Entwicklung einer solchen beweisend. Die Möglichkeit einer bestehenden temporären Avaskularität des Knochens steht aber bei ihrem Auftreten stets zur Diskussion. Die Situation gleicht hier jener, die relativ häufig bei der medialen Kahnbeinfraktur am ulnaren Fragment gegeben ist. Dieser exogen schlecht oder nicht gefäßversorgte Knochenabschnitt des Kahnbeins wird sehr häufig nekrotisch, besonders dann, wenn seine Verdichtung nach Abklingen des Sudeck-Syndroms bestehen bleibt. Allmählich auftretende Struktur- und Formveränderungen ergeben schließlich die Diagnose einer Knochennekrose (s. „Histologie").

Stadium 3: Neben scholligen Verdichtungszonen finden sich jetzt fleckige Osteolysen (Abb. 1b). Beim Vorliegen subchondraler Knochenzysten kann es schon zu Randeinbrüchen gekommen sein. Auch in diesem Stadium müssen nicht unbedingt Schmerzen auftreten. Oft wird das 3. Stadium erst durch ein zusätzliches Trauma schmerzhaft und daraufhin entdeckt.

Stadium 4: Charakteristisch sind jetzt grobe Formveränderungen, insbesondere die zunehmende Sinterung des Knochens, ganz oder keilförmig, v. a. in der Längsachse der Hand, der Richtung der größten Druckbelastung (Abb. 3). Exostosenartige Ausziehungen mit Isolierung kleinerer Knochenschollen können hinzukommen (Corpora libera). In stark ausgeprägten Fällen bietet sich das Bild eines Zerfalls in mehrere Fragmente (Abb. 4, 23). Beginnende Arthrosis deformans in der Umgebung.

Stahl (1947) hat eine Methode angegeben, mit welcher der Kompressionsgrad des erkrankten Mondbeins in Beziehung auf das normale menschliche Mondbein bestimmt wird, wofür man am besten das unveränderte Mondbein der Gegenseite des Patienten heranzieht (Abb. 5). Er fand nämlich bei 42 gesunden Patienten, daß sich der normale Index des individuellen

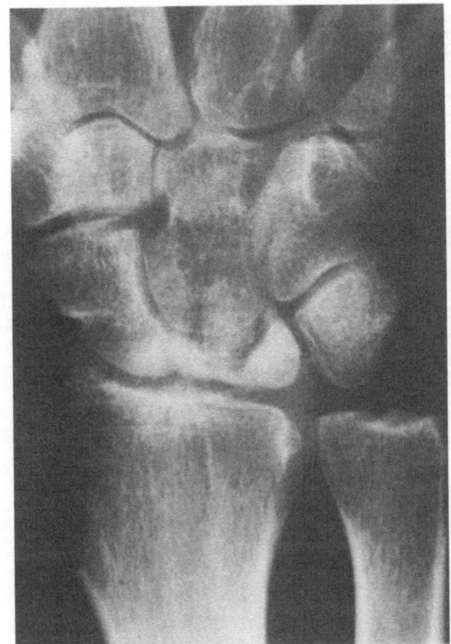

Abb. 4. Lunatum gesintert und fragmentiert; arthrotische Veränderungen in den Gelenkflächen zum distalen Radius, Navikulare und Capitatum; ulnarer Triquetrumkontakt, Arthrose am distalen Radioulnargelenk

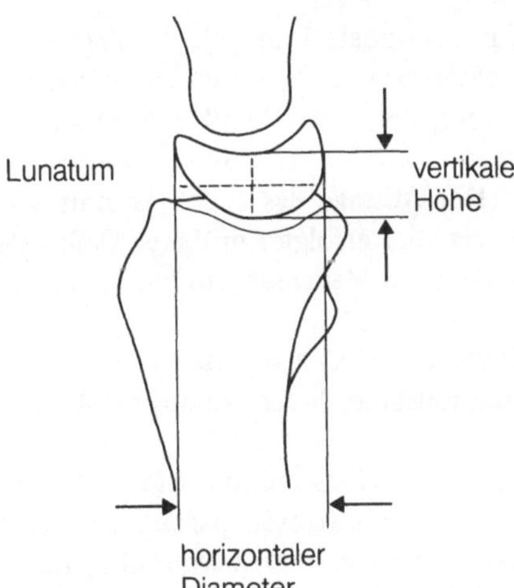

Abb. 5. Das Verhältnis aus vertikaler Höhe des Mondbeins zum horizontalen Durchmesser ergibt den Index nach Stahl (Zitiert nach Axelsson 1973)

Falls für das rechte und linke Mondbein nicht wesentlich unterscheidet und üblicherweise um 50 liegt.

$$\text{Index} = \frac{\text{Vertikale Höhe (mm)}}{\text{Horitzontaler Diameter (mm)}} \cdot 100$$

Axelsson (1973) bildet den Qoutienten aus den Indizes von gesundem und erkranktem Mondbein und erhält so die „Kompressionsquote" (Abb. 5).

$$\text{Kompressionsquote} = \frac{\text{Index des gesunden Lunatums}}{\text{Index des erkrankten Lunatums}}$$

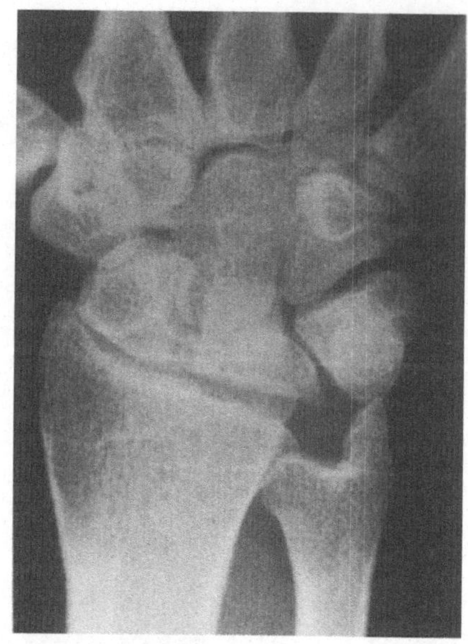

Abb. 6. Lunatum gesintert, deformiert und sklerosiert; ausgeprägte Arthrose zum Navikulare hin, arthrotische Randzacken an der Ulnarseite des Lunatums und Processus styloideus ulnae; deutliche Minusvariante der Elle

Für 2 normale Handgelenke liegt also die Kompressionsquote bei 1, d. h. der Index des rechten bzw. linken Mondbeins hat denselben Wert. Eine Kompressionsquote über 1 heißt immer, daß das erkrankte Mondbein (niedrigerer Index) mehr oder minder komprimiert ist.

Der Aussage des Index kommt unseres Erachtens nur eine bedingte Wertigkeit zu, da er erst bei erfolgter gröberer Deformierung aussagekräftig ist, und auch Projektionsunterschiede der Meßansatzpunkte die Ermittlung exakter Maße erschweren.

Stadium 5: Es ist bereits zu groben arthrotischen Veränderungen gekommen, v. a. im Artikulationsbereich des Lunatums (Abb. 6, 7).

Ein Reparationsstadium, wie es die Einteilung von Honkanen (1937) vorsieht, konnten wir nur bei Teilnekrosen partiell beobachten. Voraussetzung dürfte eine noch ganz oder teilweise erhaltene oder wieder eingetretene Vaskularisation sein (Abb. 35a,–c). Die wenigen Fälle, von denen berichtet wird, daß bei einer totalen Nekrose der Knochen seine frühere Gestalt wieder erreicht habe, sind unseres Erachtens äußerst kritisch zu beurteilen. Wir haben jedenfalls noch nie beobachten können, daß bei röntgenologisch einwandfrei ersichtlichem ganzen oder teilweisen Zerfall, auch nicht bei lediglich sichtbarer Sinterung, wiederum eine völlige Wiederherstellung des Knochens eintrat.

Bezüglich der *Röntgenkontrollen* ist zu fordern, daß bei jeglichem Verdacht auf eine Mondbeinverletzung die Kontrollen bis mindestens 4 Wochen nach dem Auftreten der Beschwerden, bzw. eines Verdachts auf Unfallschädigung, vorzunehmen sind. Auch sind bei unklaren Befunden seitenvergleichende Aufnahmen heranzuziehen und besondere Aufmerksamkeit den Knochenrändern zu widmen.

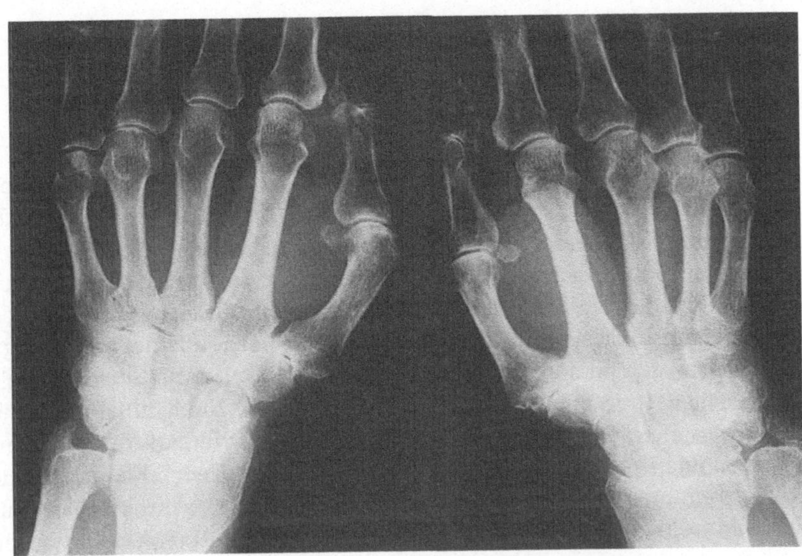

Abb. 7. 70jähriger Mann. Bau- und Metallarbeiter (zeitweise Eisenflechter). Starke chronische arthrotische Handgelenkbeschwerden. Tief eingewalzte Navikularmulde in der distalen Radiusgelenkfläche mit subluxiertem Mondbein. Partieller Radiusfirst. Kein Unfall in der Anamese. Ähnliches Bild am anderen Handgelenk

5 Szintigramm

Aussagekraft der Szintigraphie für die Erkennung und die Beurteilung der Ausheilung bei nekrotischen Zuständen am Os lunatum. (Am häufigsten verwendetes Nuklid: 99^m Tc.)

Im Prinzip besteht hier kein wesentlicher Unterschied gegenüber dem Verhalten bei an anderer Stelle lokalisierten Knochennekrosen. Die Deutung der Bilder ergibt sich auch hier lediglich aus den Vaskularisationsverhältnissen. Bei totalem Ausschluß des Knochens aus der Vaskularisation nimmt der ganze Knochen an der Nukliddurchflutung nicht teil; inwieweit dieser Zustand anhält oder dauernd bestehen bleibt, läßt sich lediglich aus Kontrolluntersuchungen ersehen. Bei partieller Avaskularität sind initial nur die ausgesparten Bezirke erkennbar. Die weitere Entwicklung wird aus Verlaufskontrollen ersichtlich, indem in einem mehr oder minder großen zeitlichen Abstand, oft schon nach einigen Tagen, Aktivitätszeichen der Vaskularisation sichtbar werden und, wenn gegeben, laufend im Bereich der Revaskularisation, zunächst an den Randgebieten, an Intensität zunehmen. Das Fortschreiten der Revaskularisation ist zeitlich oft uneinheitlich und kann selbst bei kleineren ausgeschalteten Knochenabschnitten sich über Monate erstrecken. Klarheit darüber, ob die Vaskularisation zur völligen Ausheilung ausreicht, kann das Szintigramm zunächst nicht (sicher) geben, auch nicht, wie weit der eingeleitete Vaskularisationsprozeß fortgeschritten ist. Wickenhauser u. Beck (1979) berichten bezüglich der szintigraphischen Untersuchung des nekrotischen Os lunatum, daß sie bei einigen ihrer Fälle präoperativ Impulsintensitäten von 5000–8600 Impulsen pro Minute fanden. Dies sei eine Überraschung insofern, als man doch bei der Lunatumnekrose die Folge einer Minderdurchblutung annimmt und somit eine fehlende oder geringere Aktivität erwartet. Sie deuten diese hohe Aktivität durch den bei diesen Fällen gegebenen histologischen Befund von Frakturierungen im veränderten Mondbein. Bei ihren operierten Fällen (Os-pisiforme-Implantation) fand sich postoperativ immer ein deutlicher Aktivitätsanstieg, der in einzelnen Fällen das 3fache des Ausgangswertes erreichte. Die maximale Impulsintensität lag immer im Bereich des Os lunatum, selbst bei Umgebungsreaktion. Der postoperativ hohe Aktivitätsanstieg zeige nicht nur die Vitalität des Implantats an, sondern auch die hohe Reparationskraft des Restlunatums. Blieb die perifokale Reaktion länger erhalten, so war immer ein pathologischer Verlauf anzunehmen. Auch immer wiederkehrende Aktivitätsspitzen, wie ein Anstieg der Partikelraffung, dokumentierten einen pathologischen Verlauf, der sowohl durch das klinische Bild als auch durch die Röntgenkontrolle bestätigt wurde. Nur fallende Aktivitäten bei sich bessernden klinischen Befunden und zunehmender Normalisierung des röntgenologischen Ergebnisses entsprachen einem normalen Heilungsverlauf. Die Autoren kommen zu der Auffassung, daß die Skelettszintigraphie eine subtile Methode für die Beurteilung des postoperativen Verlaufs sei.

Die in der Literatur beschriebenen histologischen Bilder der exstirpierten Lunata sind zahlreich und die Befunde abhängig vom Stadium der Erkrankung (Abb. 8).

Die ersten histologischen Befunde stammen von Frenkel-Tissot und Baum (beide 1913). Frenkel-Tissot (1913) fand an einem Mondbein, das nach einer 5jährigen Schmerzanamnese (mit initialem Trauma) exstirpiert worden war, ausgeprägte Bindegewebepartien, besonders im Knocheninneren, die er als Knochennarben interpretierte. Er beschreibt weiterhin die typischen Zeichen des sog. Umbauknochens mit Knochenneubildung, osteoklastärem Abbau, Faserknorpelbildung und kernreichem Bindegewebe. An keiner Stelle erwähnt er nekrotisches Areal. Baum (1913) beschreibt 2 Fälle, den 1. mit einer 4jährigen Anamnese vor der Operation, den 2. mit einer 1jährigen. Beim 1. Fall erwähnt auch er keine eindeutigen Nekrosebezirke, während beim 2. Fall „ausgedehnte Knochennekrosen, größtenteils noch in normaler Bälkchenanordnung" vorhanden waren. Andere Autoren berichten von mehr oder weniger ausgedehnten, zentral sitzenden Nekroseherden neben revitalisiertem peripherem Gewebe (Axhausen 1924; Cordes 1930; Rüttner 1946). Der Knorpel ist meist intakt. Es läßt sich folgern, daß beim Vorhandensein von revitalisiertem Gewebe eine totale Avaskularität nicht anzunehmen ist. Anhaltspunkte hierfür liefern auch Röntgenspätbilder. Sieht man nämlich an zystoiden Nekroseherden mehr oder minder deutlich ausgeprägte

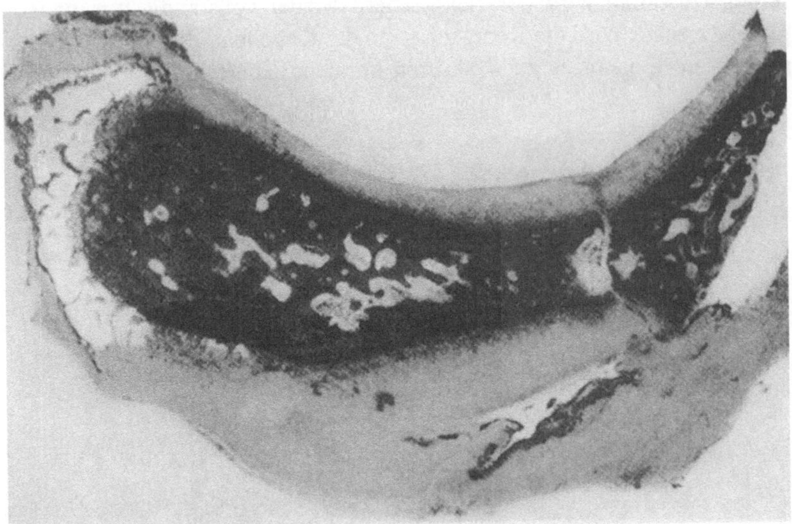

Abb. 8. Alte Lunatumnekrose. Die nekrotischen Reste der ursprünglichen Spongiosa sind durch Einbau einer lebenden Zwischenschicht vereinheitlicht und teilweise sklerosiert. Der spongiöse Randzuwachs stellt eine neugebildete „Exostose", mit lockerem Fasermark und tätigem An- und Abbau, dar. Frakturspalt durch den Knorpel und toten Knochen in der rechten Bildhälfte. (Haslhofer 1954)

sklerotische Randdemarkierungen, so spricht dies für das Vorhandensein einer vitalen Begrenzungszone, gleichgültig welche Ursache man für die Nekrose annimmt (s. Abb. 13a, b). Da der größere Anteil des Os lunatum intraartikulär liegt, muß bezüglich der Entstehung von Knorpel-Knochen-Nekrosen, zumindest bei posttraumatisch entstandenen, auch mit enzymatischen Schädigungen ausgehend von Schädigungen der Gelenkkapsel, des Knorpels, von Gelenkergüssen und Hämatomen und mit „rheologischen Störungen mit infarktähnlichen Effekten" usw. gerechnet werden. Selbst bei der Annahme einer metaplastischen Ossifikation müßte man das Vorhandensein zumindest einer teilweisen Vaskularisation anerkennen.

Ein nekrotisch gewordener Knochenbezirk kann – oft mehrere Jahre – strukturell ziemlich lange bestehen bleiben; er kann sequestrieren, aber auch wieder Anschluß an das Gefäßsystem bekommen, wenn die Voraussetzungen für eine Revaskularisierung, meistens ausgehend von einer vaskularisierten Nachbarschaft, gegeben sind. Eine solche Reorganisation des toten Gewebes hat aber eine ziemlich lange Latenzzeit von Wochen bis Monaten (Willert 1977). Bei partieller Avaskularität beobachtet man ein Eindringen von Gefäßen und Bindegewebe von der vitalen Randzone her, das mit der Bildung von Faserknochen bzw. Apposition von Lamellenknochen entlang präexistenter Knochenbälkchen einhergeht. Bei fortschreitender Reorganisation zeigen diese Bälkchen dann meistens eine Verdickung, die auch röntgenologisch gesehen werden kann (Marmorierung). An anderen Stellen kommt es zur Resorption von Knochen, vielfach ohne Rücksicht auf die für eine Tragefunktion erforderliche Architektur, so daß der Knochen sich gegenüber mechanischen Insulten in einer besonders vulnerablen Phase befindet (Willert 1981). Der weitere Verlauf ist abhängig davon, ob und in welchem Ausmaß es zur Störung der Revitalisierung kommt. Im äußerst seltenen Idealfall wird der Nekroseherd wieder vollständig von neuem vitalem Knochengewebe ersetzt. Wird die Reorganisation des Knochens aber in der vulnerablen Phase mechanisch gestört, kann es zu Frakturen kommen. Diese betreffen sowohl die jetzt wenig be-

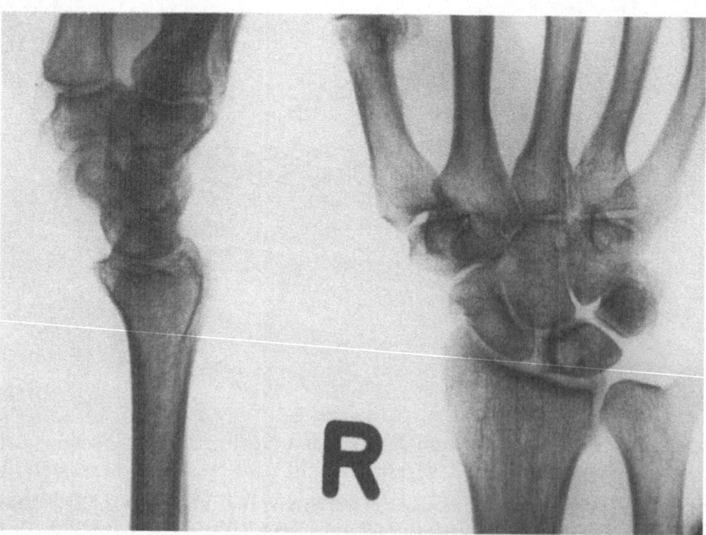

Abb. 9. Leichter Ellenüberstand. Nekrosesaum am benachbarten Lunatumrand. Große abgekammerte zentrale Zyste in der radialen Hälfte. Reduzierung der Nachbarschaft und starke Arthrosis deformans an der Gelenkfläche zum Os naviculare

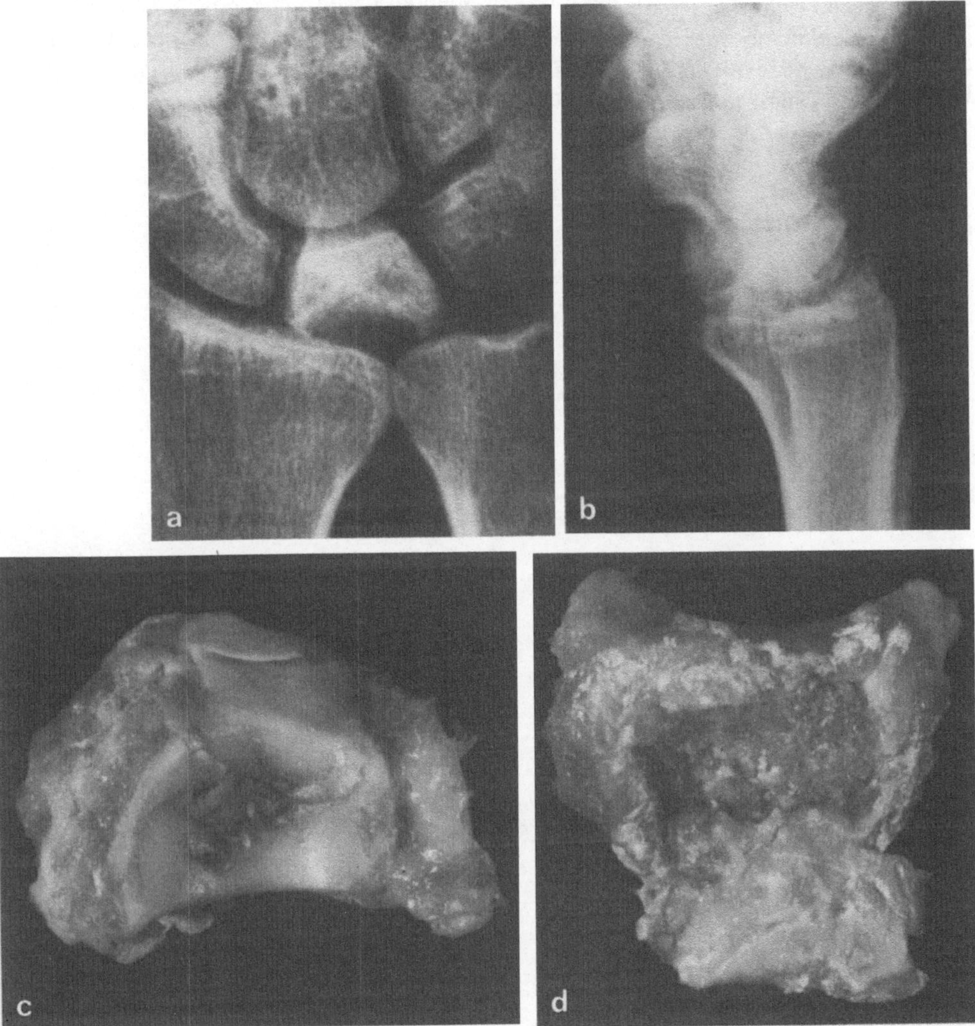

Abb. 10 a, b Leichte Plusvariante der Elle (Operationsfall): Unfallunabhängig entstandene totale Nekrose des Lunatums bei partiell erhaltener Knochenstruktur. Muldenförmige Knochennekrose proximal und zentral zystische Herde. Das Präparat zeigt auch einen groben muldenförmigen Knorpeldefekt an der Artikulation zum Os capitatum, der röntgenologisch nicht erkennbar ist (s. c). **c, d** Reseziertes Os lunatum (a) mit **c** Aufsicht auf die distale Artikulationsfläche zum Os capitatum, **d** subchondral reichende Nekrosemulde in der proximalen Gelenkfläche

lastbaren, weil im Umbau befindlichen, alten Spongiosatrabekel, als auch die neugebildete, noch nicht ausreichend belastbare Knochensubstanz. Durch fortdauernde mechanische Beanspruchung können sich sog. Trümmermehlzonen entwickeln, in denen sich die zerriebene Spongiosa ansammelt, die ihrerseits wieder die Reorganisation erschwert (Haslhofer 1968, zitiert nach Pöschl 1971). Da meistens eine völlige Restitution nicht möglich ist, entstehen Zerfallshöhlen (Abb. 9 und 10a–d), die im Laufe der Zeit sklerotisch demarkiert werden und in denen man nicht selten nekrotisches Material liegen sieht. Solche Höhlen können in den Gelenkraum einbrechen, so daß sich nekrotisches Material dorthin entleeren und dort als mehr oder minder geformte freie Gelenkkörper fungieren kann. Diese können im Laufe der Zeit sogar noch an Größe zunehmen, ähnlich den Corpora libera anderer Genese.

Als „idiopathische Lunatumnekrose" ist nur jene Nekrose zu führen, deren Ursache völlig unklar bleibt. Eine naheliegende Parallele stellt die „idiopathische" Kahnbeinnekrose dar (Preiser-Krankheit). Aber bei allen Osteochondronekrosen, also auch bei der Lunatumnekrose, stehen die Faktoren im Vordergrund der ätiologischen und pathogenetischen Betrachtungen, die zu einer Ischämie des Knochens — regional oder total — führen können. Axhausen (1924) vertrat die Ansicht, daß es über mykotische Emboli, meist im Gefolge von Infektionskrankheiten, zur Mondbeinnekrose komme. Frank (1936) glaubte an Störungen der nervösen Steuerung der Strombahn. Durch eine derartige Störung komme es zu einem funktionellen Verschluß der Strohmbahn. Seiner Ansicht nach seien die subchondralen Gefäße reizempfindlicher als die subperiostalen.

Auf Störungen der Ossifikation im Rahmen von Systemerkrankungen (evtl. familiär auftretend, Weber u. Gregel 1967), endokrinen Störungen (z. B. Hypothyreoidismus), Infektionskrankheiten (Valenti, zit. nach Pöschl 1971; Calvi 1937; Uffreduzzi 1923; Lecene u. Mouchet 1924 u. a.), chemische und physikalische Schädigungen (z. B. elektrische Schädigung, Wagner 1932) und die vagen Begriffe der „Konstitutions- und Regenerierungsschwäche" soll hier nicht näher eingegangen werden. Wir wollen uns in dieser Arbeit in der Hauptsache auf die Theorien der Entstehung über mechanische Beeinträchtigungen des Os lunatum beschränken. Zuvor soll aber noch die Anatomie und Gefäßversorgung des Os lunatum näher besprochen werden.

7.1 Anatomie des Os lunatum (Abb. 26, 27, 28)

Das konvex gegen den Radius und konkav gegen das Capitatum zu geformte Lunatum hat nur 2 überknorpelte Flächen, die proximale und die distale. Volar-dorsal (kleinere Fläche) setzen Bänder an und zwar Zügel vom Lig. radiocarpeum volare und radiocarpeum dorsale, also von Bändern, die eine Funktion der Bewegungshemmung und Verstärkung der Festigkeit haben, v. a. für das proximale Handgelenk. Die übrigen ligamentären und kapsulären Verbindungen des Lunatums gehen von der volar-dorsalen Oberfläche aus und haben keinen wesentlichen Stabilisationswert. Nicht selten bleiben an ihnen Randabrisse vom Lunatum haften. Am Lunatum setzt also kein Muskel an. Es kann als Schlußstein des nach proximal gerichteten Karpalbogens betrachtet werden und kann am leichtesten aus dem Verband der übrigen Carpalia herausgetrieben werden (Luxation). Der Drehpunkt für alle Bewegungen im Handgelenk liegt bei normalen Verhältnissen im Caput des Os capitatum. Leichte Verschiebungen sind wahrscheinlich, z. B. bei Dorsalflexion der Hand nach proximal, also in Richtung des Lunatums.

7.2 Gefäßversorgung (Abb. 11a–c)

Das Lunatum ist an einem großen Teil seiner Oberfläche geknorpelt, gleicht also hierin den Epiphysen (Haslhofer 1968). Als Eintrittsstellen für die Gefäße kommen nur die dorsalen und volaren Bandansatzstellen in Betracht (Abb. 11a–c). Im Durchschnitt weist das Os lunatum 7–8 Öffnungen für Vasa nutritia auf, das Minimum liegt bei 4, das Maximum bei 24. Cordes (1930) fand volar 2–4 und dorsal 1–4 Gefäße. Es kann aber auch vorkommen, daß von einer Seite überhaupt kein Gefäß eintritt. Haslhofer (1968) fiel bei seinen Untersuchungen auf, daß bei 2 Mondbeinen die Blutzufuhr volar praktisch nur über eine einzige Eintrittspforte erfolgte, dorsal dagegen über kleinere, aber weiter verstreute Gefäßlöcher. Im Bereich der Lig. interossea waren praktisch keine mit der Lupe feststellbaren Gefäßöffnungen vorhanden. Auch sind die volaren Foramina in der Regel größer als die dorsalen. Nach Köstler (1936) verzweigen sich die an der dorsalen Fläche in den Knochen eindringenden 1–2 Gefäße in mehrere kollaterale Äste und anastomosieren mit den an der Volarseite eindringenden, die sich in der subkortikalen Schicht verteilen. Diese intraossalen Gefäße seien von entscheidendem Volumen. Neuere Gefäßdarstellungen zeigen ein dichtes zentrales Gefäßnetz (Abb. 11a–c). In diesem kann aber durch Stase die Blutzirkulation gefährdet werden. Die am leichtesten verwundbare Stelle des Gefäßsystems sei der Winkel, an dem die Vasa afferentia in den Knochen eindringen. Nach Vana kommen auf die an dieser Stelle besonders exponierten Gefäße häufig Zug- und Druckkräfte zur Einwirkung, so daß über ein Ödem eine Thrombosierung entstehen könnte. Es gibt übrigens auch Gefäßlöcher bzw. Kanäle am Os luntum, in denen nur Venen zu finden sind (zit. nach Pöschl 1971).

Lee (1963) untersuchte 53 gesunde Lunata und unterteilte 3 verschiedene Gefäßversorgungstypen:

Typ I: Nur eine, den Knochen schräg durchziehende Arteriole, die sich in 2 Äste teilen kann, versorgt das Mondbein (26%).

Typ II: Versorgung von beiden Seiten ohne Anastomosen (7,5%).

Typ III: Wie Typ II, jedoch mit Anastomosierung untereinander (66,5%) (S. Abb. 11c).

Gelberman et al. (1980) finden bei Injektionsstudien (35 Präparate) immer doppelseitige Gefäßversorgung. Sie nennen sie Y-, X- und 1-2-Typ, entsprechend der Morphologie der Anastomosen.

Das Y-Muster war mit 59% das am häufigsten beobachtete, gefolgt vom 1-2-Typ (31%) und dem X-Typ (10%).

Laarmann (1944) geht ausführlich auf die *Arbeitshaltung der Hand* bei der Arbeit mit dem Preßlufthammer ein und postuliert, daß in der Arbeitsposition, d. h. bei der über die Mittelstellung hinaus dorsalflektierten Hand, die Durchblutung des Mondbeins gestört werden könnte. Mit Injektionsversuchen an 18 Präparaten hat er nachgewiesen, daß das Mondbein als einziger Knochen der Handwurzel von der arteriellen Durchblutung dann ausgeschlossen ist, wenn sich die Hand in Arbeitsstellung (mittlere und starke Dorsalflexion) befindet. Koken (1975) wiederholte diese Untersuchungen mit einer anderen Methode. Er konnte die Ergebnisse von Laarmann (1944) bestätigen und noch weitergehende Aussagen machen. So fand er, daß schon bei geringgradiger Dorsalflexion eine Füllung der palmaren Gefäße nicht mehr zustande kam, diese also bereits relativ früh gedrosselt werden. Er beobachtete ferner, daß bei der Dorsalflexion der Hand die Bewegung um einen Dreh-

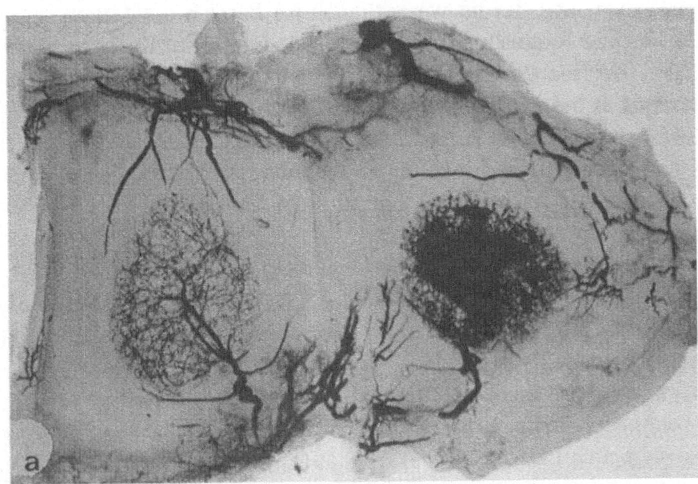

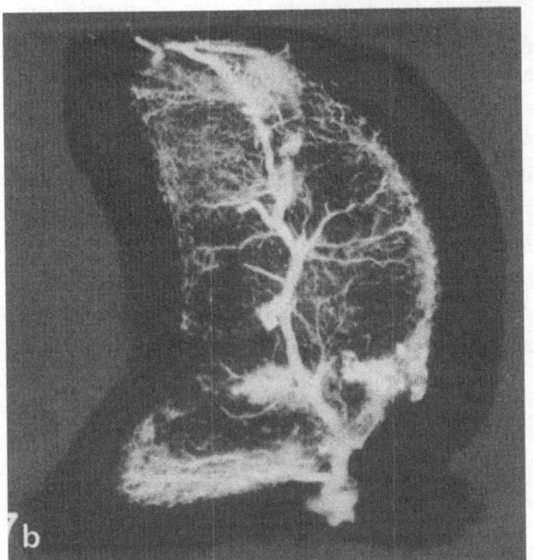

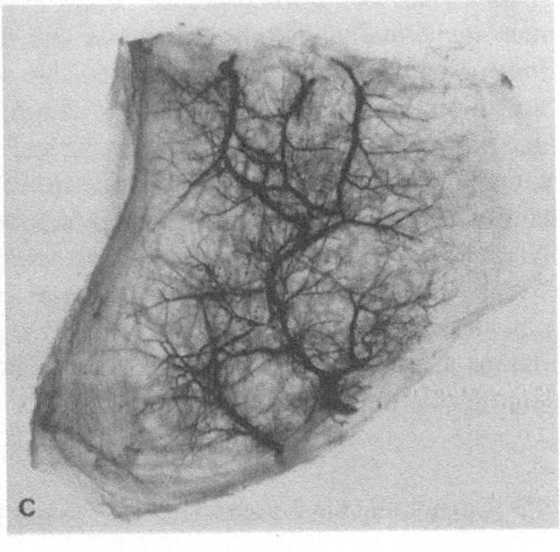

Abb. 11. a Aufnahme eines linksseitigen Mondbeins mit Triquetrum von einem 4jährigen Jungen. Die Gefäße dringen an den nicht überknorpelten Flächen in den Knochen; einige enden in sinusoiden Aufzweigungen im Knorpel. Ein dichtes Gefäßnetz ist im Knochenzentrum entwickelt, im Lunatum bestehen Anastomosen mit den Hauptarterien der Gegenseite. **b** Sagittal geschnittenes Mondbein eines 11jährigen Mädchens. Zentral arterielles gitterähnliches Netzwerk mit kleinen rechtwinklig abzweigenden Gefäßen zu den Gelenkflächen. *Links* im unteren Teil des Präparats erscheint das horizontal orientierte subchondrale Venensystem. **c** Linksseitiges Mondbein eines 21jährigen Mannes. Vergrößerung etwa 2,5fach. Das Präparat zeigt ein typisches arterielles Verteilungsmuster. In einigen Fällen kann auch nur ein einziges Gefäß von der Palmarseite eintreten. (Alle Präparate sind arteriell injiziert und nach Spalteholz (1929) aufgehellt). (Aus Tubiana 1981)

18

punkt verläuft, der im wesentlichen im Bereich des Lunatums liegt. Dadurch bewegen sich die dorsale Radiuslippe und die dorsale Capitatumfläche aufeinander zu und komprimieren dabei klemmartig das Bindegewebe mit den darin befindlichen dorsalen Gefäßen. Somit kommt es bei starker Dorsalflexion auch zum Verschluß aller, das Lunatum versorgenden Gefäße, sodaß bei länger dauernder stärkerer Dorsalflexion mit einer kontinuierlichen Durchblutungsunterbrechung zu rechnen ist. (Ein ähnlicher Verschlußmechanismus kommt z. B. bei der A. subclavia bei starkem Kaudaldruck der Klavicula gegen die 1. Rippe zustande.)

Wenn bei manueller Arbeit gedrückt oder geschoben wird, ist die Dorsalflexion der Hand um so stärker, je größer der Kraftaufwand ist. Man denke hierbei nicht nur an die Arbeitshaltung des Preßluftarbeiters, sondern z. B. auch an die Hobelführung des Tischlers, das Teigkneten des Bäckers, das Umfassen einer schweren Schaufel usw. In diesem Sinne verwertbar ist auch die Feststellung, daß die überwiegende Mehrzahl der an aseptischer Mondbeinnekrose Erkrankten bei manuell arbeitenden Männern im Alter der größten körperlichen Leistungsfähigkeit anzutreffen ist.

Bezüglich der ätiologisch im Vordergrund stehenden Ischämie für das Zustandekommen der Mondbeinnekrose ist neben den direkten Folgen auch noch an die sekundären Folgen der Ischämie zu erinnern. Solche werden in jüngerer Zeit auch in rheologischen Störungen gesehen, nämlich bedingt durch eine Stase des Blutes und der Gewebeflüssigkeit, konsekutiver Viskositätsänderung und Aggregationsbegünstigung mit dem Effekt der Entstehung von Infarkten oder infarktähnlichen Bildern. Wir erinnern hier an ähnliche Verhältnisse, wie man sie beim Kortikoidschaden, bei der Gasembolie und bei den Hämoglobinopathien annimmt. Ferner muß an schädigende Einflüsse gedacht werden, die von der Gewebeschädigung selbst sekundär ausgelöst werden können. Solche sind z. B. störende und destruierende enzymatische Einwirkungen — besonders am Knorpel — vom Gelenktrauma ausgehend, z. B. von der Synovialflüssigkeit, von Ergüssen, Hämatomen und zellulären Elementen.

7.3 Entstehung der Lunatumnekrose durch Traumatisation

7.3.1 *Akute Frakturen* (Abb. 12a, b)

Bei fast allen aseptischen Nekrosen des Skeletts kommt in der Diskussion über die Ätiologie die Frage des zeitlichen Zusammenhangs mit einem etwa erlittenen Trauma auf. Die Anhänger einer „primären Nekrose" sehen im Bilde eines deformierten oder aufgelockerten Mondbeins die Folge einer sekundären Fraktur (z. B. Kienböck 1910/11; Axhausen 1924), während Cordes (1930), Rüttner (1946) und die Mehrzahl der Autoren der vergangenen Jahre von einer primären traumatischen Schädigung als Ursache ausgehen.

Cordes (1930) beschreibt 8 eigene Fälle und geht sehr detailliert auf Verlauf und Häufigkeit von Frakturlinien im Präparat und deren räumliche Beziehung zur Nekrose ein. Er findet überwiegend subchondrale Ringbrüche mit einem zentralen nekrotischen Knochenkern. Da er im Nekrosebereich auch Blutungsreste nachweist, hat seiner Meinung nach die Fraktur einen vitalen durchbluteten Knochen getroffen; somit sei die Nekrose sekundär entstanden. Finsterer hat schon 1924 an 10 Armpräparaten die Auswirkung von Gewalteinwirkung bei unterschiedlicher Stellung der Hand zum Unterarm untersucht. In einem

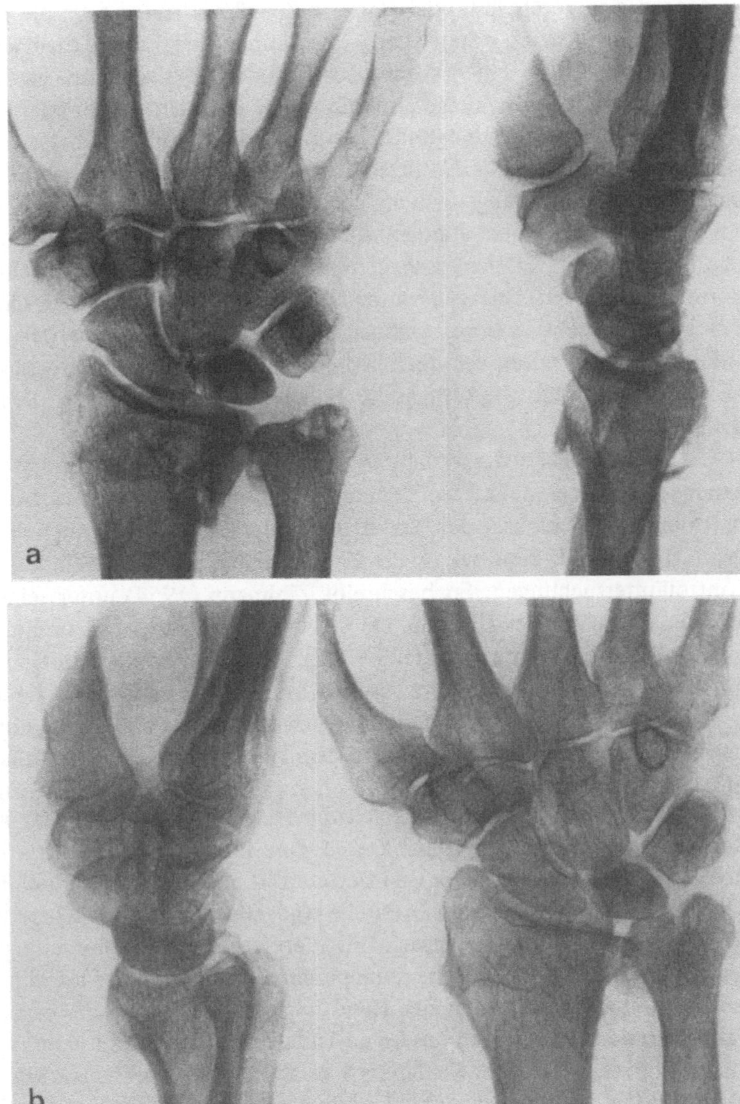

Abb. 12. a Lunatumnekrose zum Zeitpunkt einer frischen distalen Radiusfraktur bei Konsolenradius; Degenerationszysten im Processus styloideus ulnae (Unfallbild), **b** 6 Monate später. (Rochlin u. Zeitler 1968, S. 140)

Fall von Gewalteinwirkung auf die dorsal flektierte Hand bei fixiertem Unterarm gelang es ihm, eine isolierte Mondbeinfraktur zu erzeugen. In einem anderen Fall, bei dem bei fixierter volarflektierter und ulnarabduzierter Hand die Gewalt auf den Unterarm einwirkte, erzeugte er eine Infraktion des Lunatums. Bei den übrigen Fällen waren die Ergebnisse negativ oder es resultierten nur Bänderrisse mit und ohne Luxation.

F. Lang (1944) komprimierte im Schraubstock 8 Handwurzelpräparate durch in der Längsachse einwirkenden Druck. Die Präparate wurden geröntgt und nacher präpariert.

Es fanden sich regelmäßig viel stärkere Zertrümmerungen, als die Röntgenaufnahmen erwarten ließen. Daraus schloß Lang, daß Lunatumfrakturen nicht ein so seltenes Ereignis darstellen, und daß eine Anzahl der Lunatumnekrosen mit großer Wahrscheinlichkeit echte posttraumatische Folgezustände seien. Diethelm u. Winkler (1962) sahen im Vorgehen von Lang unphysiologische Versuchsbedingungen. Sie belasteten 12 Handgelenkpräparate in Dorsalflexion und in Streckstellung mit hohen statischen Drücken (bis zu 500 kp). Dazu kamen 2 Belastungsversuche am Schraubstock. Bei den dabei zustandegekommenen Handwurzelverletzungen standen solche des Os lunatum im Hintergrund, insbesondere kam es zu keinem Stauchungsbruch, auch wurden keine rein subchondralen Knochenzerstörungen gefunden. Dagegen wurden Radius und Navikulare am häufigsten und am stärksten betroffen. Die Autoren glauben daher, daß die traumatische Entstehung einer Lunatumnekrose sehr selten sei. Eine Kompression des schon nekrotischen Mondbeins könne an sich schon durch physiologische Handwurzelbewegungen, z. B. im Faustschluß, erfolgen.

Wie schon oben erwähnt häufen sich aber die Mitteilungen über posttraumatisch entstandene Mondbeinnekrosen, bedingt durch das zunehmende Interesse an der Problematik und am Schicksal der Verletzungen der Handwurzelknochen, insbesondere der des Kahnbeins. Daraus resultiert auch die vermehrte Anzahl sorgfältigerer und langfristigerer Kontrolluntersuchungen. So beschreibt Zihlmann (1954) unter seinen 65 Beobachtungen von Lunatumnekrosen 18 Fälle, bei denen sich im Anschluß an ein Trauma eine Nekrose entwickelt hatte. Darunter befanden sich 8, bei denen die Röntgenaufnahmen nach dem Unfall als negativ interpretiert worden waren. Seiner Auffassung nach sei die Ursache meistens eine maximale Dorsalflexion der Hand oder ein Schlag auf die Palmarseite. Die Zeitspanne zwischen dem Unfall und dem röntgenologischen Sichtbarwerden der Nekrose sei relativ lang (bis zu 3,5 Monaten). Cohen (1957) gibt 20–28 Tage an.

Daß das Mondbein tatsächlich traumatisch erheblich gefährdet ist, geht auch aus den Zusammenstellungen von Schenk und Perschl (1949) sowie aus denen von Zeitler u. Rochlin (1968) hervor. Plenk und Perschl (zit. nach Zeitler u. Rochlin 1968) fanden unter 826 Handwurzelverletzungen 3 frische und alte Brüche des Körpers des Os lunatum, 52 Nekrosen des Os lunatum (Ursache nicht eruierbar), 30 frische reine perilunare Luxationen der Hand nach dorsal, 1 frische reine perilunare Luxation der Hand nach volar, 19 veraltete reine perilunare Luxationen der Hand nach dorsal, 14 frische perilunare Luxationen der Hand nach dorsal mit Bruch des Os naviculare, 1 frische perilunare Luxation der Hand nach volar mit Bruch des Os naviculare, 15 veraltete perilunare Luxationen der Hand nach dorsal mit Bruch des Os naviculare, 1 perilunare Luxation der Hand nach ulnar und 1 Verrenkung des Os lunatum nach volar. Das sind somit 85 traumatisch getroffene Ossa lunata und 52 Nekrosen nicht eruierbarer Ätiologie. Zeitler u. Rochlin (1968) finden unter 279 Verletzungen an der Handwurzel 17, die das Os lunatum betreffen (11 chronische Frakturen – Malazien – und 6 Absprengungen vom Hinterhorn). Dazu kommen 16 traumatisch bedingte Luxationen verschiedener Richtungen. Pöschl (1971) sah innerhalb von 4 Jahren 8 Mondbeinfrakturen, von denen 4 zu nektrotischen Veränderungen führten (Abb. 13a–c).

Eine Fraktur wird deswegen als Ursache für das Auftreten von Nekrosen nicht selten verkannt, weil diskrete röntgenologische Frühzeichen als solche oft nicht erkannt werden oder wegen mangelhafter Technik nicht zur Darstellung kommen (s. „Röntgenbilder”). Solche Frühzeichen sind:

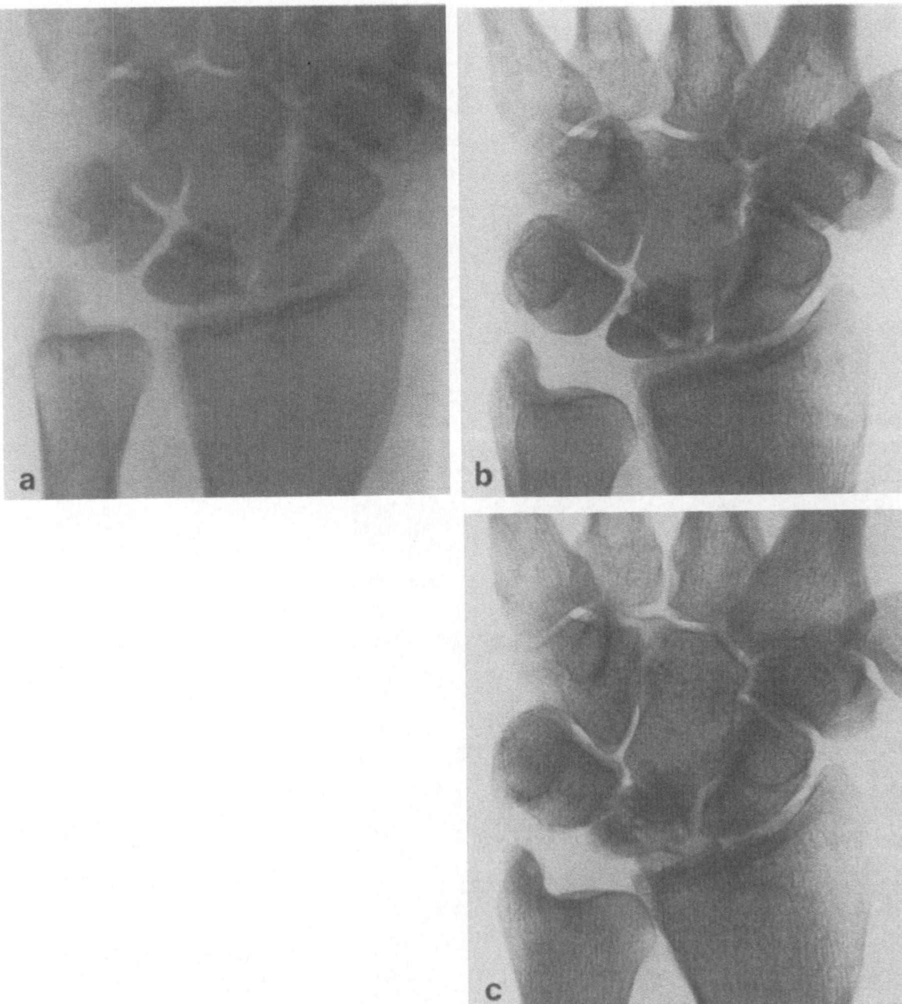

Abb. 13. a 3 Monate nach dem Unfall: Schrägbruch des Os lunatum mit beginnender Nekrose des distalen Fragments, **b** 1 Jahr nach dem Unfall: Zunahme der Verdichtung der Fragmente und des nekrotischen Abbaus der Fragmentbänder. Anlagerung am ulnaren Ansatz des Discus triangularis (*Pfeil*), **c** 3 Jahre nach dem Unfall: Fortgeschrittener nekrotischer Abbau des Lunatums; beginnende Arthrosis deformans im proximalen Handgelenk mit Beteiligung des Processus styloideus (*Pfeil*)

— Ein meist quer verlaufender dünner Strukturverdichtungsstreifen, einige Millimeter unter der distalen Gelenkfläche.

— Krümmung und Unterbrechung von Knochenbälkchen, ebenfalls meistens lokalisiert unter der distalen Gelenkfläche.

— Leichte Kantenbeschädigungen, häufig am seitlichen Knochenrand, evtl. zusammentreffend mit einem subchondralen Verdichtungsstreifen.

— Zarte Randunebenheiten, die bevorzugt proximal ulnar auftreten und evtl. mit einer

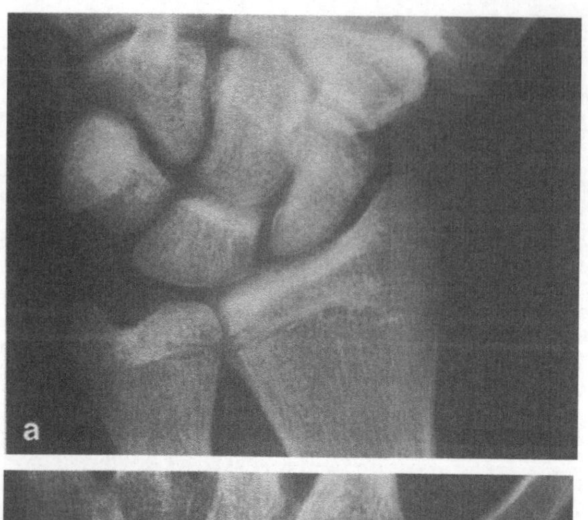
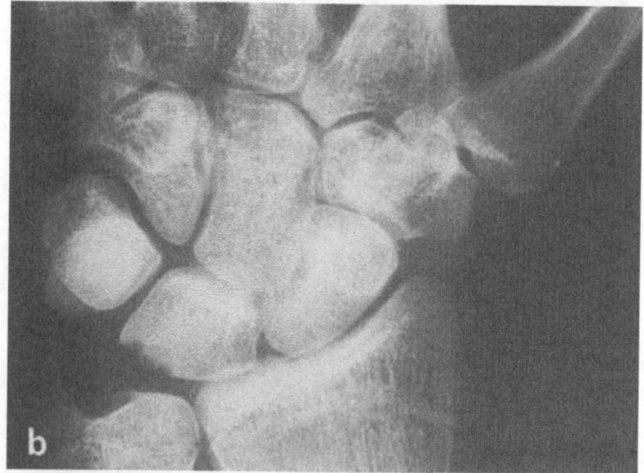
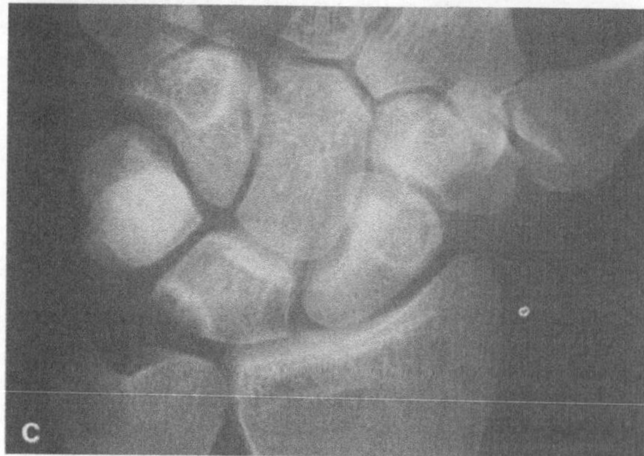

Abb. 14a–c. Posttraumatisch entstandener Nekroseherd am Lunatum (19jähriger Patient). **a** Unmittelbar nach dem Unfall (klinische Diagnose: Distorsion), kein sicherer pathologischer Befund, **b** ca. 4 Monate später, nach Ruhigstellung und anschließender Nachbehandlung. Proximale Randnekrosen, **c** 11 Monate nach dem Unfall; abgedeckelter, umschriebener Nekroseherd

Unterbrechung des benachbarten Streifens aber subchondralen Knochenlamina verbunden sind. Die Diagnose verdichtet sich, wenn späte Anzeichen eines einsetzenden lakunären Knochenabbaus in dieser Gegend oder ihrer Nachbarschaft sichtbar werden. Verwechslungsmöglichkeit mit Pseudarthrose.

Unmittelbar posttraumatisch schon sichtbar dünner subchondraler Spalt entlang der radialen Kontur (Köstler 1936). Auffallend selten sind vertikal verlaufende Frakturlinien.

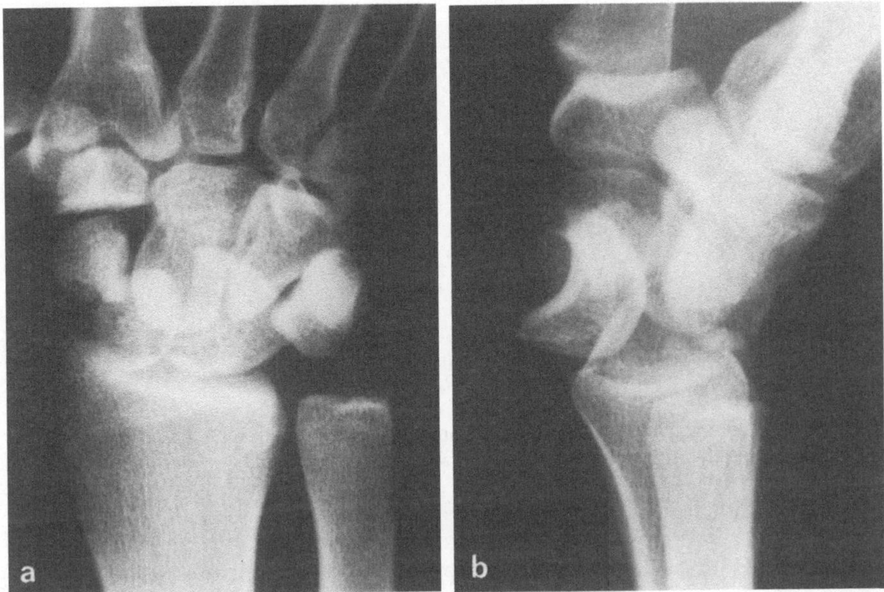

Abb. 15a, b. Transnavikuloperilunare Luxationsfraktur mit kompletter Luxation des Lunatums nach volar und dislozierter Navikularefraktur im mittleren Drittel

— Volare und dorsale Randabrisse. Letztere kommen etwas häufiger vor als erstere.
— Oberflächliche stumpfe Traumatisationen, anfangs unsichtbar, später übergehend in eine umschriebene Nekrose des Knorpels und subchondralen Knochens, ähnlich wie bei der posttraumatischen Osteochondrosis dissecans (Abb. 14a–c).

Da Knochenabrisse meistens über Bandansatzstellen erfolgen, kommt ihnen unseres Erachtens für das Entstehen nekrotischer Veränderungen am Lunatum eine gewisse Bedeutung zu, da ja die Gefäßversorgung über diese Ansatzstellen erfolgt.

Unsere Erfahrung geht dahin, daß dorsale Abrisse vom Lunatum, oft mit den nicht seltenen Abrissen vom Rücken des Os triquetrum verwechselt werden. Zur Darstellung des dorsalen Lunatumrandes sind meistens mehrere seitliche Röntgenaufnahmen in jeweils geringer Abänderung des Dreh- und Beugewinkels der Hand erforderlich (auch in Dorsalflexion). Dabei ist differentialdiagnostisch auch der Rücken des Os triquetrum zu überprüfen. Kleine ventrale oder dorsale Abrisse heilen auch am Lunatum, meistens unter Hinterlassung eines kleinen Höckers am Knochenrand, aus. Differentialdiagnostisch muß man auch an ein etwa vorhandenes akzessorisches Os epilunatum denken, das dem dorsalen Rand des Lunatums benachbart, gelegentlich vorkommt.

7.3.2 Luxationen

Auch schon kurzdauernde Lunatumluxationen, die klinisch gelegentlich als Distorsionsfolge imponieren, können durch Schädigung des Bandapparates zu ischämischen Nekrosen führen. Bei der meist vorkommenden Volardislokation (Abb. 15a, b) kommt es meistens zu einer

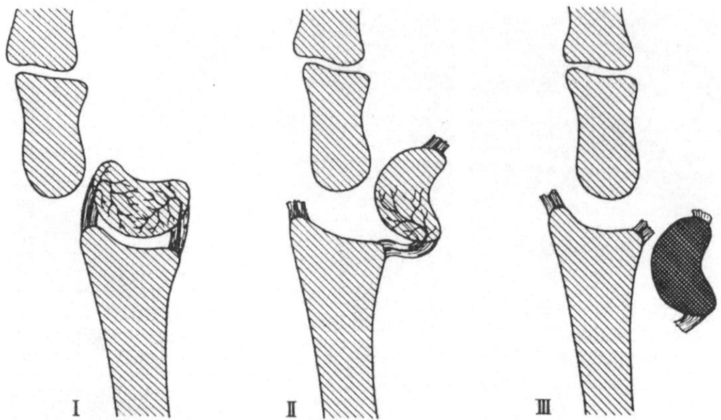

Abb. 16. Blutversorgung des Lunatums bei den 3 Typen der Dislokation. Eintritt der Gefäße an der Dorsal- und Volarseite. (Nach Watson-Jones 1957)

Schädigung des dorsalen Kapsel-Band-Apparates, so daß der anatomisch dorsal gelegene Mondbeinabschnitt besonders nekrosegefährdet ist. Bei der totalen Luxation ist meistens auch die volare Bandverbindung verletzt, weshalb nach dem Ausmaß der Verletzung eine ausgedehnte partielle oder sogar eine totale Mondbeinnekrose zu erwarten ist. Watson-Jones (1957) unterscheidet 3 Typen der Lunatumdislokation (Abb. 16):

Typ I: Retrolunare Dislokation des Os capitatum. Keine avaskuläre Nekrose.

Typ II: Volardislokation: Abriß der dorsal eintretenden Gefäße, Gefahr der avaskulären Nekrose des dorsalen Knochenteils.

Typ III: Totale Dislokation: Avaskuläre Nekrose ist unvermeidlich, da sowohl die dorsalen als auch die volaren Gefäße durchtrennt sind (Abb. 17a–c).

Da der Gefäßschädigung die entscheidende Rolle für das Entstehen posttraumatischer Nekrosen zukommt, spielen perilunare pathologische Vorgänge, insbesondere die perilunaren Traumatisationen, in der Ätiologie der Mondbeinnekrosen eine Rolle. Im Vordergrund stehen die perilunaren Luxationen. Die von Dihlmann (1982) gegebene Zusammenstellung perilunarer Luxationsformen zeigt Abb. 17c.

Anzuführen ist hier auch, daß es, wie Haslhofer (1968) festzustellen glaubt, auch schon durch akute Distorsionen oder Subluxationen zur Unterbrechung der Blutversorgung des Lunatums mit nachfolgender Nekrose kommen kann, da ja die Ligamentansatzstellen die Gefäßtüre darstellen. Pöschl (1971) konnte innerhalb von 4 Jahren 12 Mondbeinluxationen feststellen, von denen 5 später nekrotische Veränderungen aufwiesen. Entsprechend dem langsamen Manifestwerden der Nekrose ergibt sich die Notwendigkeit laufender späterer Röntgenkontrollen. Die Zeit zwischen dem Unfall und dem Auftreten von röntgenologisch sichtbaren Veränderungen wird zwischen 4 Wochen (Cohen 1957) und 3–4 Monaten (Zihlmann 1954) angegeben. Es muß aber angeführt werden, daß auch von länger bestandenen Luxationen berichtet wird, bei denen später keine Nekrosen beobachtet werden konnten (Wette 1930; Hulten 1935; Jaroschy 1928; Motta und Jandeux, zit. nach Pöschl 1971). Es wird wohl auf die Art der Dislokation des Knochens und das damit verbundene Ausmaß der Gefäßbeschädigung ankommen. Und vielleicht auch auf die Interpretation der

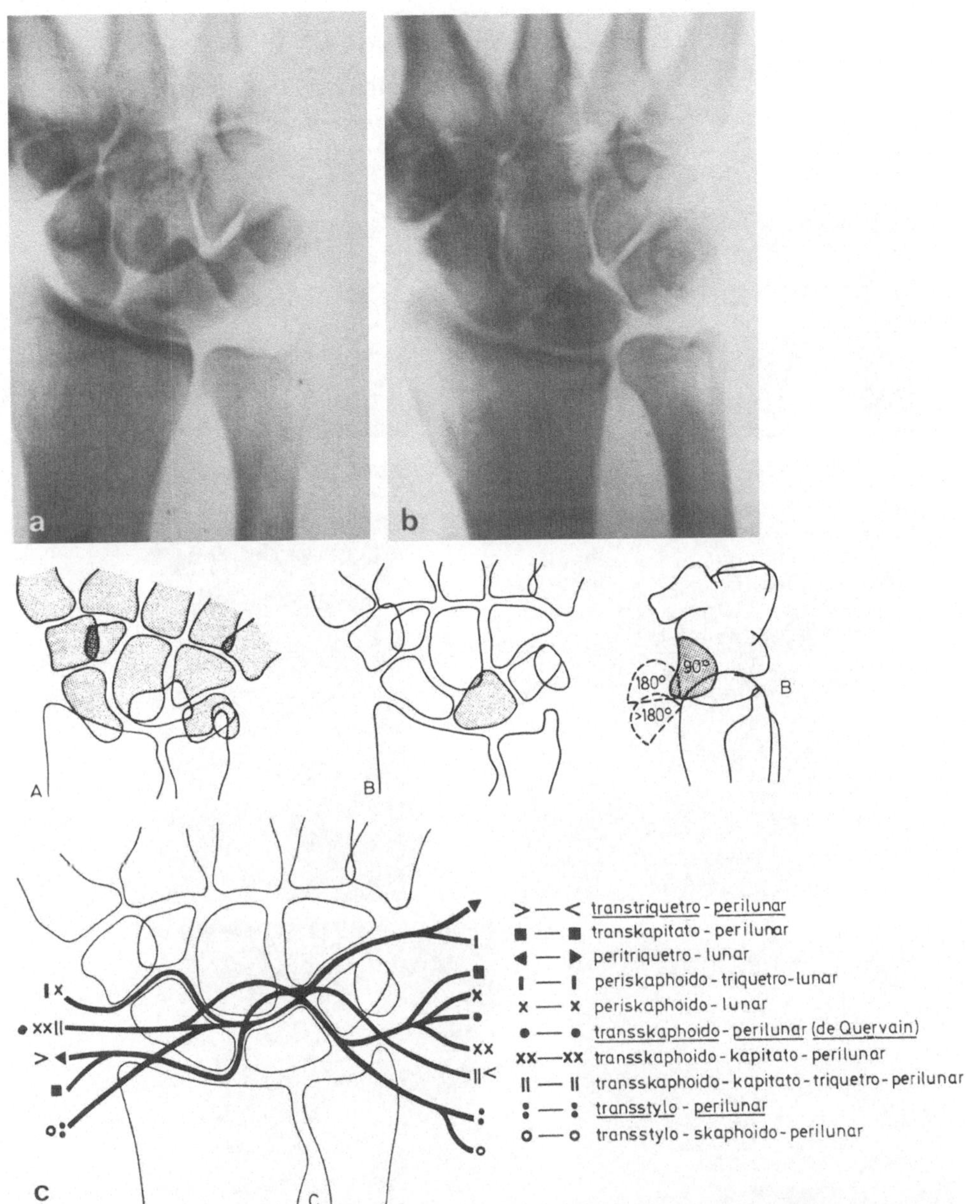

Abb. 17. a Volarsubluxation des Os lunatum, **b** Nach Resorption; beginnende Verdichtung des Lunatums und leichte Sudeck-Dystrophie der übrigen Hand, **c** Interkarpale Luxationen und Luxationsfrakturen. *A* Reine perilunare Dorsalluxation des Carpus mit leichter Proximalverlagerung der luxierten Carpalia. Das Mondbein steht an normaler Stelle! *B, B'*-Perilunare Dorsalluxation des Carpus mit zusätzlicher Volarluxation des Os lunatum (sog. volare Rotationsluxation des Os lunatum). *C* Beispiele für perilunare Kombinationsluxationen und -luxationsfrakturen. (*Gerastert* sind in *A* und *B* die informationsgebenden Carpalia, *unterstrichen* sind in *C* die häufigsten Traumen.) (Nach Dihlmann 1982)

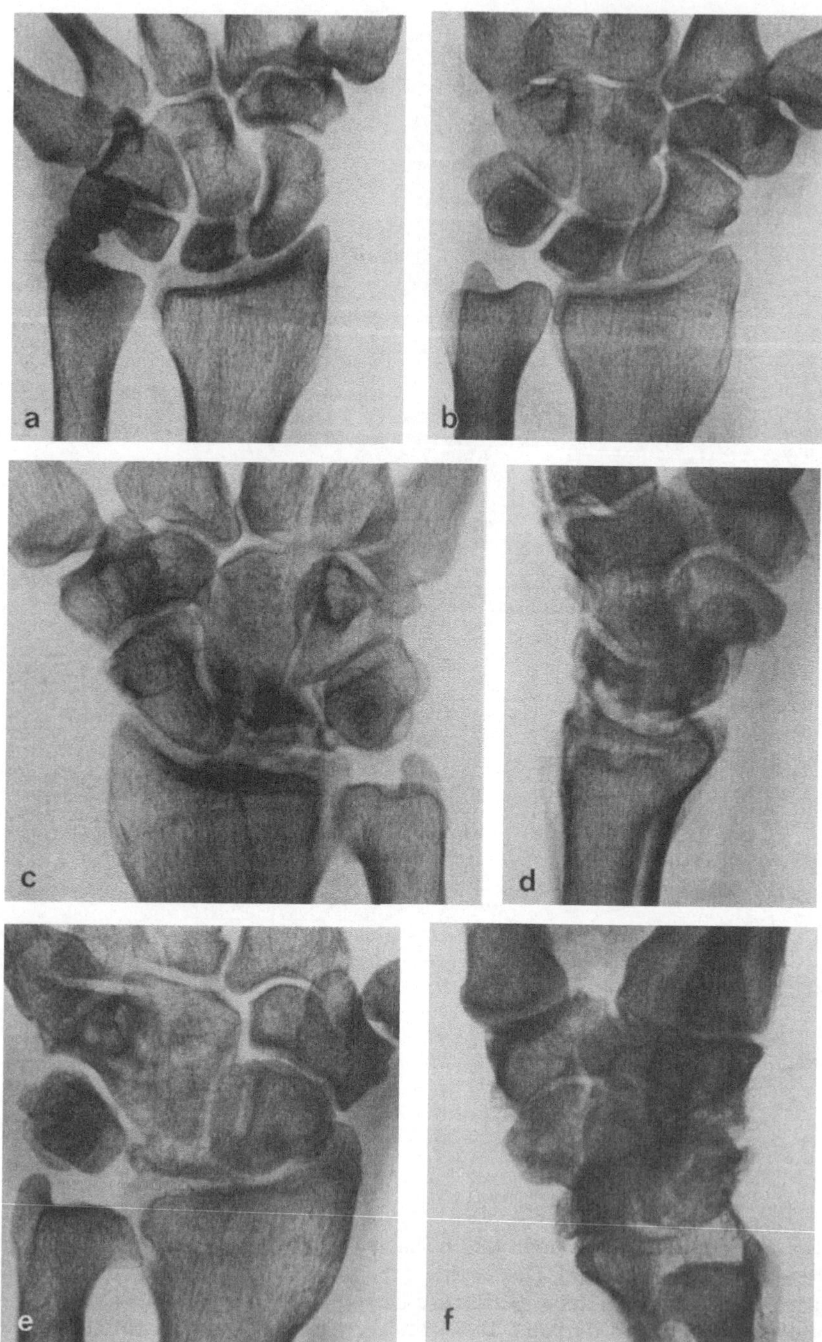

Abb. 18a–f. Mondbeinnekrose nach Preßluftarbeit. **a** Frühbefund. Das erste Zeichen des Mondbeintodes ist die Knochenverdichtung im Vergleich zu den übrigen Handwurzelknochen, die Spongiosazeichnung ist anfangs noch erhalten, **b** Unter weiterer Verdichtung wird eine Vergröberung der Spongiosa erkennbar, zugleich beginnt bei fehlender Behandlung eine Sinterung, hier an der ulnaren Kante des Mondbeins, **c, d** Stärkerer Zusammenbruch des Mondbeins, **e, f** Völlige Sinterung und weitgehende Resorption des abgestorbenen Mondbeins

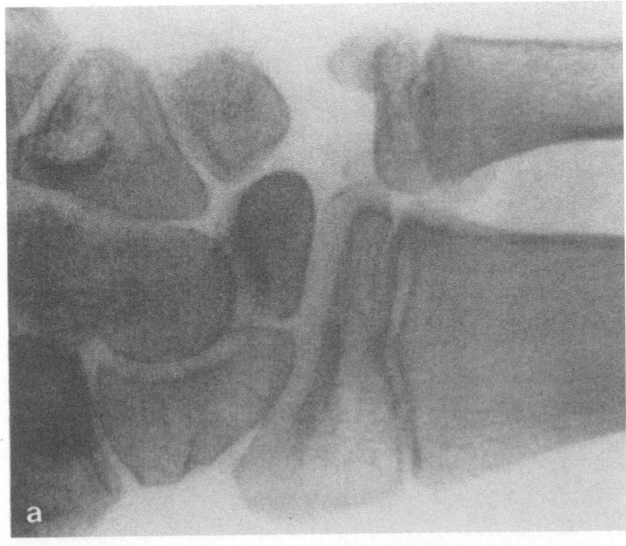

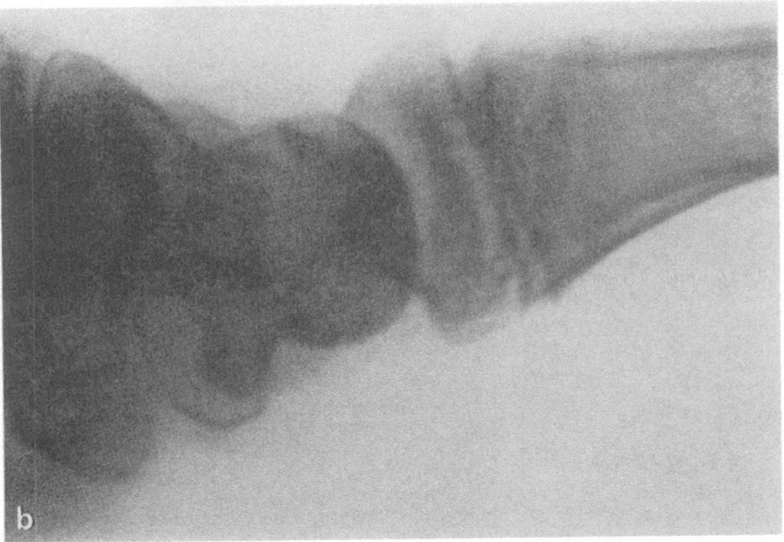

Abb. 19a, b. Beginnende Lunatumnekrose, kein Unfall (Lithographenlehrling, 15 Jahre)

Röntgenkontrollbilder, die bei bloßer Avaskularität des Knochens oft lange Zeit ein unverändertes Kontur- und Strukturbild aufweisen (vgl. z. B. Befunde am Hüftkopf).

7.3.3 Chronische Mikrotraumatisation (Abb. 18a–f, 19a, b, 20a, b, 21a, b, 22a, b)

Daß dauernd sich wiederholende Mikrotraumen zur Entstehung einer Mondbeinnekrose führen können, muß als erwiesen gelten. Die Schädigung kann sowohl über direkte chronische Einwirkung auf den Knorpel und Knochen als auch über eine chronische Gefäßschädi-

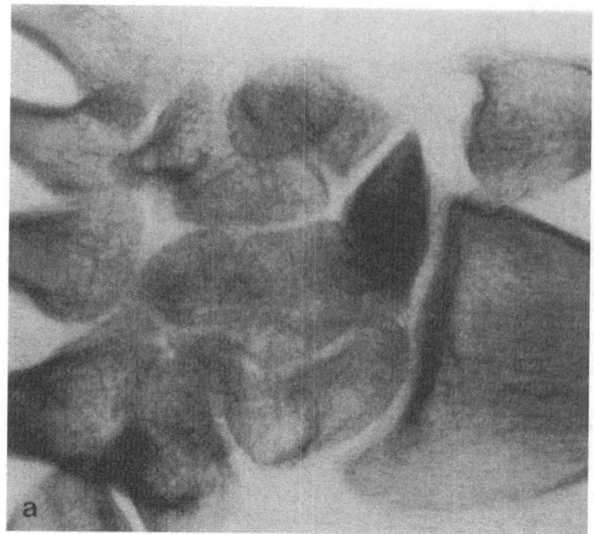

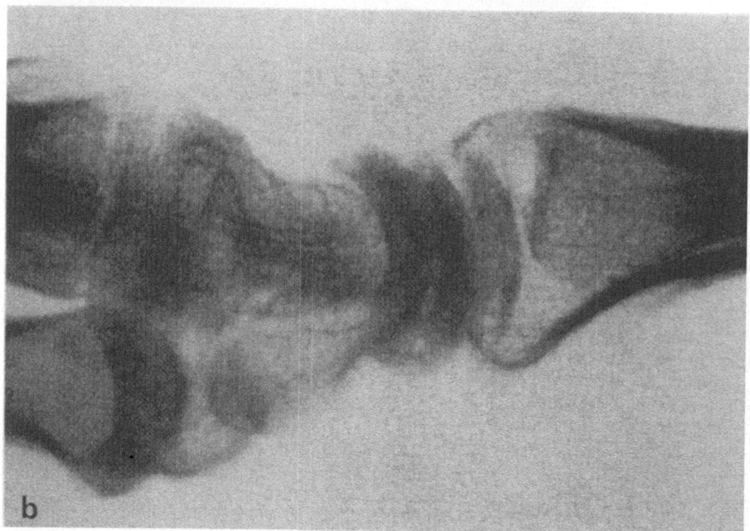

Abb. 20a, b. Mondbeinnekrose bei einem 20jährigen Kugelstoßer. Kein Unfall, seit 6 Monten bestehen unklare Schmerzen im Handgelenk

gung erfolgen (Abb. 22a, b) (Rotstock 1931, 1932; Lang 1941; Poglayen u. Nevinny-Stickel 1953; Cordes 1930; Wydler 1935; Jaroschy 1928; Wette 1930; Tillmann 1931 u. a.). Je nach Arbeitsweise kommt hier auch Doppelseitigkeit vor. Die auf diese Weise entstandene Mondbeinschädigung ist, ähnlich wie anders lokalisierte, gleichartige Schäden an den Armen, in die Reihe der Berufsschäden aufgenommen (s. Abb. 7). Besonders gefährdet sind alle Preßluftarbeiter und Bergarbeiter, aber auch Holzarbeiter (Cieza, zit. nach Poglayen u. Nevinny-Stickel 1953, Ziegelarbeiter (Cohen 1957), Dreher, Schlosser (Rostock 1931, 1932), Mineure (Pokorny, zit. nach Poglayen u. Nevinny-Stickel 1953), Fabrikarbeiter je

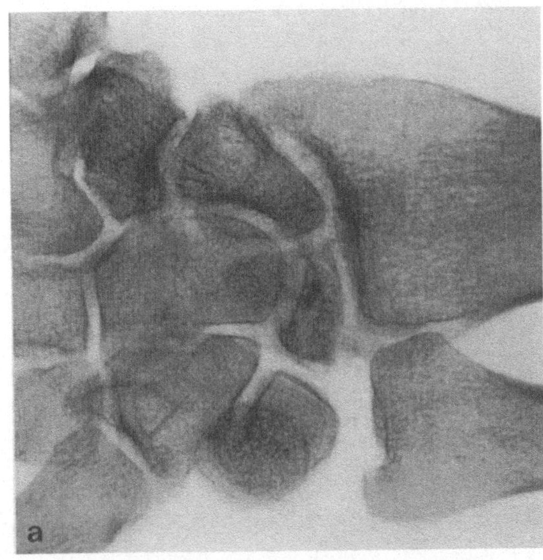

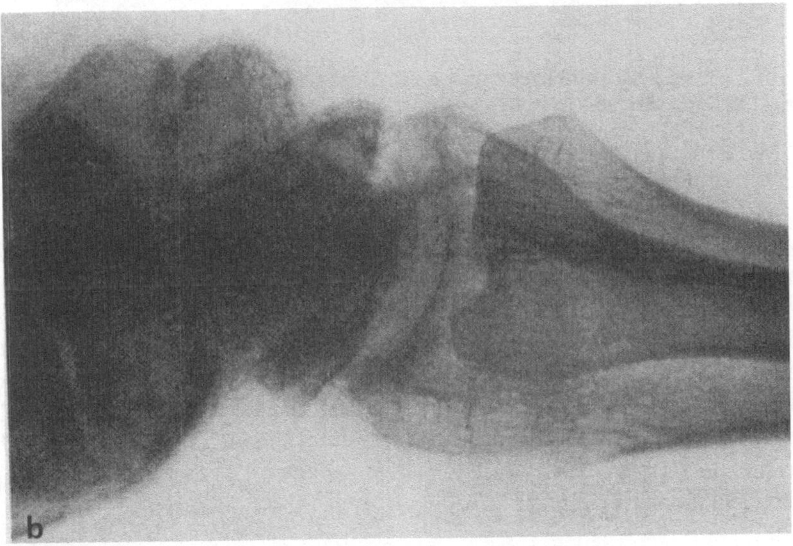

Abb. 21a, b. Alte Lunatumnekrose. Kein Unfall bekannt (50jähriger Dreher)

nach Betätigung (Fuchs, zit. nach Poglayen u. Nevinny-Stickel 1953), Turner (Bonnet-Saroste 1931), Putzfrauen (Cohen 1957), Steinarbeiter (Kouba 1967), Motorsäger (Horvath u. Kakosy 1970). Das Wesentliche ist eine Betätigung, bei welcher chronisch mehr oder minder starke Vibrationskräfte auf den Knochen zur Einwirkung kommen, wodurch das Knorpel- und Knochengerüst und seine Gefäße zerrüttet werden (R. Deplas u. B. Deplas, zit. nach Pöschl 1971). Horvath u. Kakosy (1970) fanden bei 274 in der Forstwirtschaft tätigen Motorsägebedienern grobe Dystrophie- und Nekroseerscheinungen an den Handgelenken, bedingt durch Vibrationseinwirkung der Motorsägen. Im Vordergrund des Rönt-

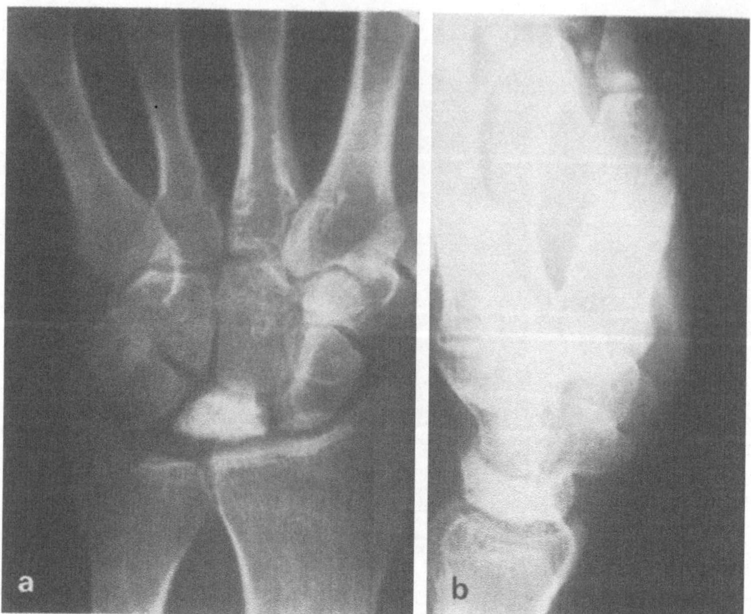

Abb. 22. a Lunatumnekrose durch chronische Traumatisation, **b** 6 Monate nach erstmaliger Feststellung der Nekrose. Fortschreitende Sinterung (s. seitliche Aufnahme) mit Fragmentationen

genbilds standen eine starke chronische Knochenatrophie, Nekrose, Pseudozysten und arthrotische Veränderungen. Die Pseudozysten (Vibrationszysten) waren pfefferkorn- bis bohnengroß. Sie lagen in der Mehrzahl der Fälle subchondral. Am stärksten befallen war das Lunatum, dann folgten in der Reihenfolge das Navikulare, die distale Ulnaepiphyse, und das Capitatum. Die Arthrosis ist zunächst eine örtliche, greift aber mit zunehmenden Veränderungen an den Handwurzelknochen alsbald auf den übrigen Gelenkbereich über, v. a. auf das proximale Handgelenk. Betzel u. Diederich (zit. nach Pöschl 1971) diskutieren in diesem Zusammenhang eine Schädigung der Gefäße durch Scherwirkungen und auch die Möglichkeit neurologischer Störungen durch Vibrationen.

8.1 Minusvariante der Ulna (Abb. 23, 24a, b)

Die „Gelenkpfanne" der proximalen Handwurzelreihe wird von 3 Komponenten gebildet: Radius, Ulna und Discus triangularis. Rossak (1966) konnte durch Druckmessungen zeigen, daß 30% des auf die Hand einwirkenden Drucks von der Elle aufgenommen werden. Die Minusvariante der Elle kommt relativ häufig vor. Als solche wird ein Radiusvorschub bzw. eine Ulnaverkürzung bezeichnet, so daß zwischen diesen beiden Knochen eine mehr oder minder große Stufe innerhalb des proximalen Handgelenks gegeben ist. Allerdings ist normalerweise diese Stufe durch den Discus triangularis nivelliert, es ist aber gegenüber der Norm eine auf den Radiusanteil verkleinerte Knochenkontaktfläche und infolgedessen eine radial höhere Druckbelastung des Mondbeins gegeben.

Rossak (1966) fand bei 37 Lunatumnekrosen 20 Fälle mit einer *Minusvariante*, wobei die stärksten radiologischen Veränderungen im radialen Kontaktanteil des Mondbeins vorhanden waren. Hulten (1935) sah unter 400 Röntgenbildern eine Minusvariante der Elle in 23% der Fälle, wobei in 8% die Niveaudifferenz mehr als 1 mm betrug. In 16% fand er eine Plusvariante, darunter bei 6% eine Niveaudifferenz über 1 mm. Bei 23 Fällen von Lunatumnekrosen lag eine Minusvariante in 17 Fällen vor (70%).

Steinhäuser u. Abele (1970) fanden bei 1095 „normalen Handgelenken" in 71,0% der Fälle Nullvarianten, d. h. eine Niveaudifferenz von weniger als 2 mm zwischen Elle und

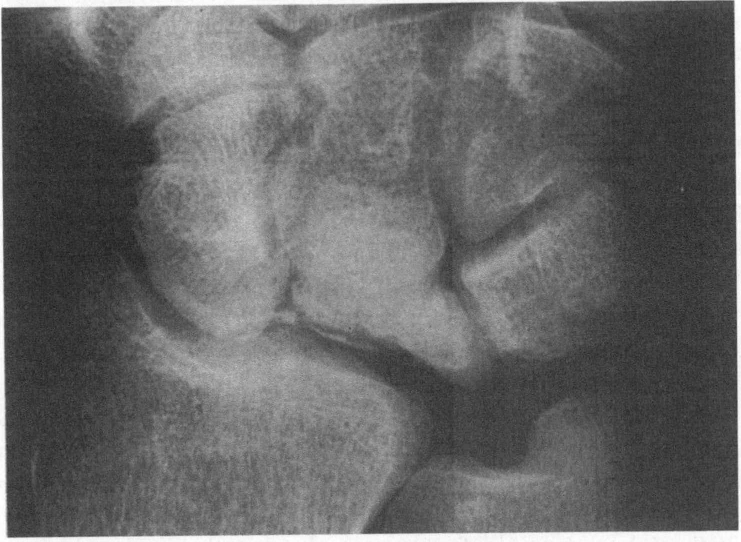

Abb. 23. Subtotale Mondbeinnekrose bei Minusvariante der Elle. Kein sicheres Trauma in der Anamnese. Corpora libera! Stark ausgeprägter Radiusfirst

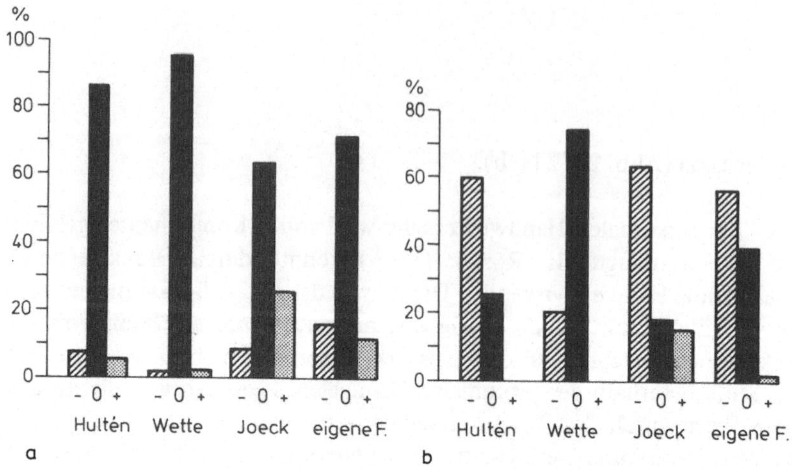

Abb. 24a, b. Vergleich der Häufigkeitsverteilung von Minus-, Null- und Plusvairanten an normalen Handgelenken (**a**) und solchen mit Mondbeinnekrose (**b**). (Graphik aus Pöschl 1971)

Speiche, in 16,6% Minusvarianten und in 12,3% Plusvarianten (Ulnavorschub von 2 mm und mehr). Bei vergleichender Betrachtung von 40 Fällen von Lunatumnekrose fanden sie in 57,5% (n = 23) Minusvarianten, in 40,0% (n = 16) Nullvarianten und nur in 1 Fall eine Plusvariante (Abb. 24, nach Hulten 1935; Wette 1935; Joeck 1937; Steinhäuser-Merhoff 1970). Wenn auch die Ergebnisse anderer Autoren abweichende Häufigkeiten erkennen lassen, so weisen doch die Mondbeinnekrosen bei sämtlichen Verfassern übereinstimmend eine starke Koinzidenz mit Ulnaverkürzung auf und zwar rechts und links annähernd gleich häufig. (Weitere Angaben über Koinzidenzziffern: Persson (1956) 40%, Therkelsen u. Andersen (1949) 42%, Mau (1957) 36,6%, Viernstein u. Weigert (1967) 49%.) Als Ursache der relativen Ulnaverkürzung kommt nach Ansicht der meisten Autoren eine anlagebedingte Entwicklungshemmung der Ulna im Sinne einer enchondral-dysostotischen Wachstums- hemmung in Frage, wenn nicht ein in Verkürzung ausgeheilter Radiusbruch vorlag. Nach Heidenhofer (1949) kann man sie überhaupt als „normale" Rechts-links-Variante in 30% aller Handgelenke finden. Rochlin u. Zeitler (1968) nehmen aufgrund ihrer Studien eine Verkürzung oder Verlängerung der Elle um +/− 2 mm als normale Schwankungsbreite an.

Ein weiterer Hinweis auf die Bedeutung einer radioulnaren Niveaudifferenz im proxima- len Handgelenk ist das extrem seltene Vorkommen sowohl der Minusvariante als auch der Mondbeinnekrose in der schwarzen Bevölkerung der USA verglichen mit der weißen (Gelberman 1975). Steinhäuser u. Abele (1970) sehen somit die Minusvariante als mögliche indirekte konstitutionelle Disposition, die das Auftreten anderer pathogenetischer Faktoren am Handgelenk begünstigt. So nimmt es nicht Wunder, daß in 90,6% der Fälle, bei denen eine Lunatumnekrose mit einer Minusvariante kombiniert war, Steinhäuser u. Abele zu- gleich eine Arthrosis deformans im distalen Radioulnargelenk fanden. Inwieweit eine Arthrosis deformans dieses Gelenk über Veränderungen des Discus triangularis (Discus ul- naris) auf das benachbarte Mondbein übergreifen kann, ist nicht eindeutig geklärt. Als Folge der chronischen Entzündung wäre auch eine Drosselung der in der Gelenkkapsel ver- laufenden Gefäße als förderndes Moment denkbar. So sehen z. B. Steinhäuser u. Abele

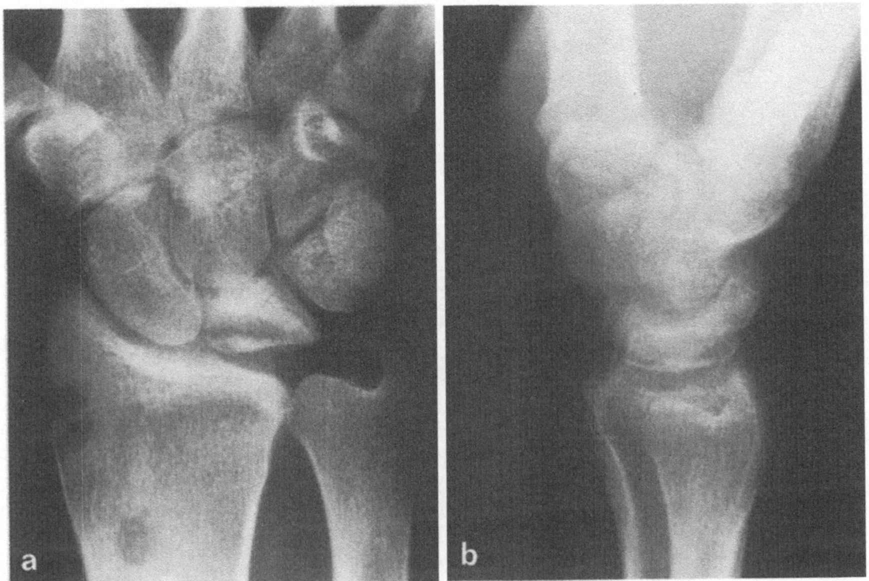

Abb. 25a, b. Plusvariante der Elle. Nach ulnar abgedrängte Radiusgelenkfläche. Lunatumnekrose mit proximaler Querspaltung und allgemeiner Sinterung

(1970) für das Entstehen der Lunatumnekrose die Ursache weniger in einer chronischen Überbelastung des Knochens, etwa bedingt durch die Radiusverkürzung oder den Ellenüberstand, als in einer biologischen Reizwirkung durch Vibrationen in Gelenknähe. Im eigenen Beobachtungsgut finden sich relativ häufig besonders grobe sekundäre Veränderungen bei einer langjährigen Mikrotraumatisation des Handgelenks mit einem gegebenen deutlichen Niveauunterschied zwischen Elle und Speiche (z. B. bei Bauarbeitern, Eisenflechtern u. a.).

Auf Zusammenhänge zwischen Discus-ulnaris-Schäden und Mondbeinrandschäden weisen auch schon J. Lang u. Pöschl (1961) anhand ihrer Untersuchungen an Leichenhänden hin. Auch Rosemeyer et al. (1976) erwähnen Diskusverletzungen als ätiologischen Faktor.

8.2 Plusvariante der Ulna bzw. Minusvariante des Radius (Abb. 25)

Diese kommt primär weniger häufig vor als die Minusvariante der Elle. Sie gefährdet aber das Os lunatum ebenfalls und begünstigt das Entstehen einer Arthrosis deformans am proximalen Handgelenk. Allerdings werden typische Mondbeinnekrosen zusammen mit einer Plusvariante weniger häufig angetroffen, wie aus der Zusammenstellung in Abb. 24 zu ersehen ist. Anhand der 31 untersuchten anatomischen Präparate konnten J. Lang u. M. Pöschl (1961) auch bei der Plusvariante arthrotische Veränderungen im ulnaren Artikulationsbereich des Handgelenks finden. Auch die klinischen Beobachtungen an Radiusbrüchen, die in Verkürzung ausgeheilt sind, beweisen dies, zumal in solchen Fällen sehr häufig auch das distale Radioulnargelenk betroffen wurde. Im übrigen dürfte bei überste-

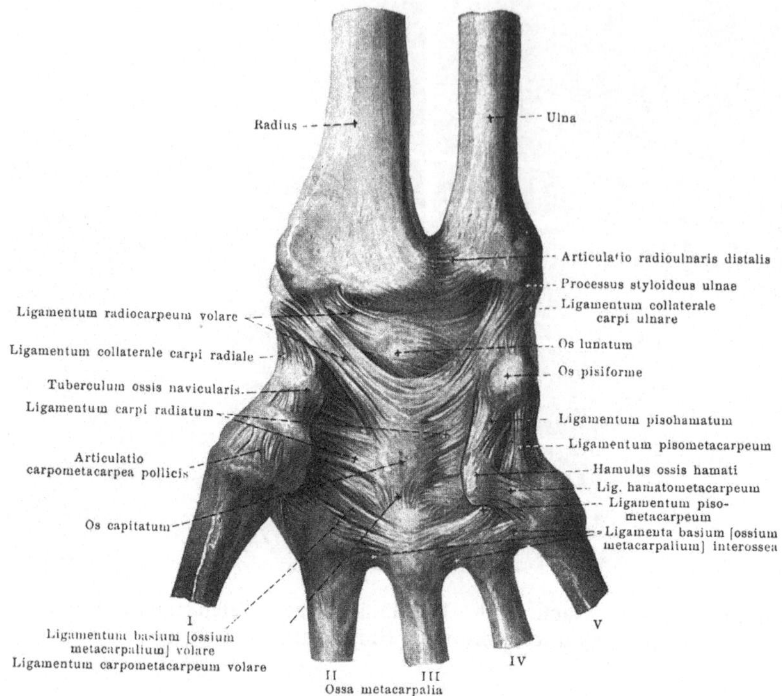

Abb. 26. Zur Anatomie der Handwurzel. Volare Bandverhältnisse bei Supination. (Spalteholz 1929)

hender Elle auch die Funktionsfähigkeit der Artikulation zwischen dem distalen Ellenende, dem Os pisiforme und dem Dreiecksbein gemindert sein (s. „Discus triangularis").

Herzog u. Schiewe (zit. nach Pöschl 1971) fanden bei 111 Fällen von chronischen Handgelenkschäden in 63,9% eine Vergesellschaftung mit Radiusminusvariation, was sie zu der Annahme berechtigte, daß der Minusvariation des Radius in der Ätiologie chronischer Handgelenkschäden eine wichtige Bedeutung zukomme. Die Radiusminusvariation führe gewissermaßen zu einer habituellen Radialabduktion der Hand gegenüber dem Unterarm und bewirke damit eine Dauertraumatisation des Gelenks, besonders der Weichteile, möglicherweise verbunden mit lokalen Durchblutungsstörungen. Eine praktische Bedeutung könne diese Fessststellung bekommen, präventiv für Personen, die für übermäßige oder lang andauernde Handarbeiten vorgesehen sind, um Ausfälle durch Krankheitsbilder wie chronische „Arthropathie", chronische Distorsion des radialen Bandapparats mit tendopathischen Erscheinungen, Arthrosis deformans etc. zu verhindern.

Den Neigungswinkeln der radiokarpalen Gelenkfläche komme nach den Unterschungsergebnissen dieser Autoren keine signifikante Bedeutung zu. Auffallend ist aber der verhältnismäßig hohe Prozentsatz von Minusvariation des Radius bei Handgelenken mit Navikularfraktur, der bei 177 Fällen 41,4% betrug.

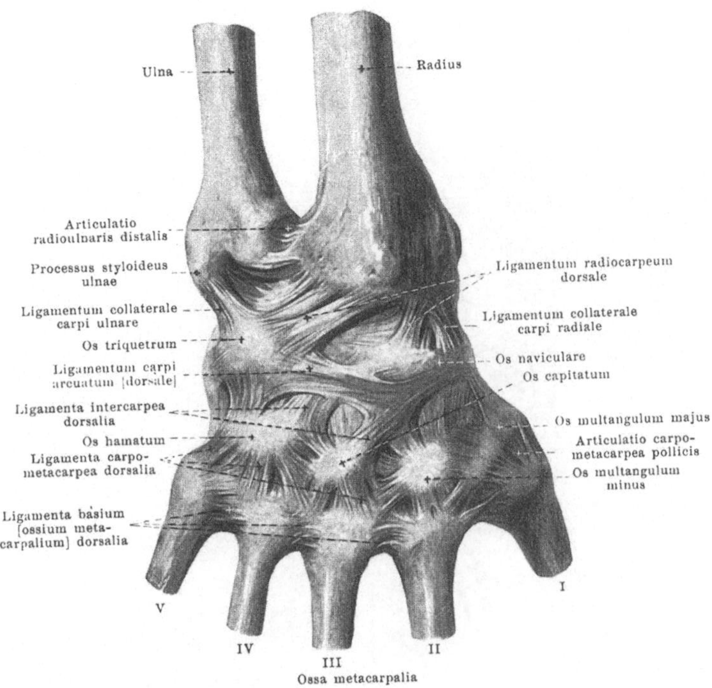

Abb. 27. Zur Anatomie der Handwurzel. Dorsale Bandverhältnisse bei Supination. (Spalteholz 1929)

8.3 Discus triangularis, distales Radioulnar- und Ulnokarpalgelenk (Abb. 26—34)

Über der Gelenkfläche des distalen Ulnargelenks liegt der Discus triangularis (Discus ulnaris, Fibrocartilago triangularis, Dreiecksknorpel). Seine Bedeutung für das proximale Handgelenk hat F. Lang schon 1941 herausgestellt. Früher galt dieses Gebilde als ein besonders modifiziertes kollaterales Band des distalen Radioulnargelenks (Abb. 26–28). Die genaueren anatomischen Untersuchungen zeigten aber, daß es sich um einen dreieckigen Faserknorpel handelt, der die Funktion eines Gelenkdiskus hat. Diese Faserknorpelscheibe ist bikonkav geformt und hat am Rand einen Durchmesser bis zu 5 mm, in der Mitte verdünnt sie sich evtl. bis zur Lochbildung, wobei es naheliegt anzunehmen, daß diese Lochbildung in der Mehrzahl der Fälle der Ausdruck eines degenerativen Abbaus oder einer Durchscheuerung ist (Abb. 30, 31). Allerdings kann nicht ausgeschlossen werden, daß schon anlagemäßig oder in früher Jugend von Natur aus eine Lochbildung vorhanden ist. Der Diskus ist lateral am Processus styloideus ulnae, am benachbarten Rand des Os triquetrum und evtl. sogar am anliegenden Rand des Os pisiforme befestigt. Medial hängt er am Speichenrand in unmittelbarer Nähe des Radioulnargelenks. Die Befestigung erfolgt durch ligamentäre kollagene Fasern, die in den Knochen einstrahlen. Vom Rande her wird er mit Gefäßen versorgt, zumindest beim Jugendlichen wie unsere Präparate zeigten (J. Lang u. M. Pöschl 1961). Nach F. Lang (1941) kann bei länger dauernder Beanspruchung des Diskus durch Druck eine Umwandlung des fribrösen Knorpels in hyalinen Knorpel stattfinden, z. B. bei anlagebedingtem Ellenüberstand oder bei frakturbedingter Radiusverkürzung.

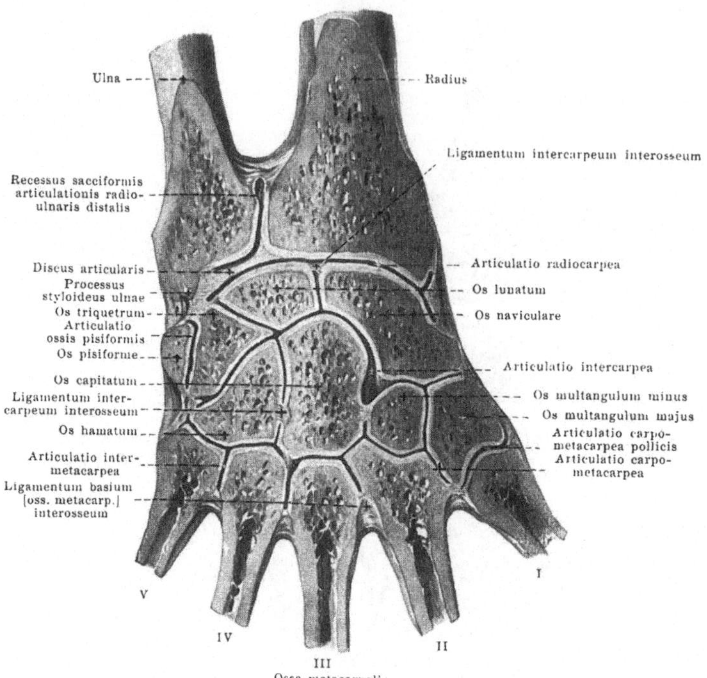

Abb. 28. Zur Anatomie der Handwurzel. Querschnitt des rechten Handgelenks bei Supination. Beachte die artikuläre Situation des Os lunatum und dessen Nachbarschaft. (Spalteholz 1929)

Abb. 29a–d. Artikulationen der Handwurzel — Discus triangularis. **a, b** Beachte die verschiedenen Kompartimente in der schematischen Darstellung (**a**) und auf der Photographie (**b**). Diese umfassen *1* das Radiokarpal-, *2* das untere Radioulnar-, *3* das mittlere Karpal- und *4* das Pisiforme-Triquetrum-Kompartment. Beachte den dreieckigen Faserknorpel, Discus triangularis (*Pfeil*). *S* Os scaphoideum, *L* Os lunatum, *T* Os triquetrum, *P* Os pisiforme, *H* Os hamatum, *C* Os capitatum, **c** Radiokarpales Kompartment (ulnarseitig). Beachte *1* Ausdehnung dieses Abschnitts, *2* seine Beziehung zum unteren radioulnaren Kompartiment, den Discus triangularis (*weißer Pfeil*) und den Recessus (*schwarzer Pfeil*), der unmittelbar vor dem Processus styloideus ulnae liegt, **d** Unteres raioulnares Kompartment. Die L-förmige Abteilung (*2*) erstreckt sich zwischen distalem Radius und Ulna und wird von dem radiokarpalen Kompartment (*1*) durch den Discus triangularis getrennt (*Pfeil*). Beachte die sackartige proximale Kontur des unteren radioulnaren Kompartments. (Aus Resnick u. Niwayama 1981)

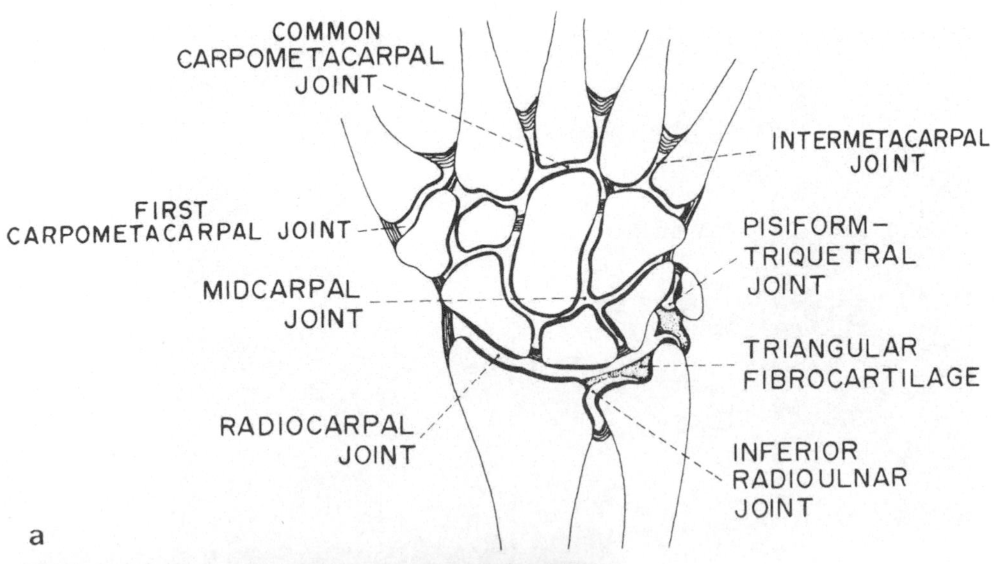
COMMON
CARPOMETACARPAL
JOINT
INTERMETACARPAL
JOINT
FIRST
CARPOMETACARPAL JOINT
PISIFORM—
TRIQUETRAL
JOINT
MIDCARPAL
JOINT
TRIANGULAR
FIBROCARTILAGE
RADIOCARPAL
JOINT
INFERIOR
RADIOULNAR
JOINT
a

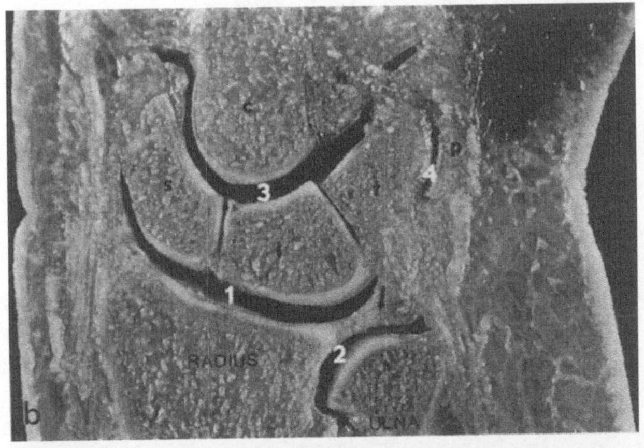
3
1
RADIUS
2
ULNA
b

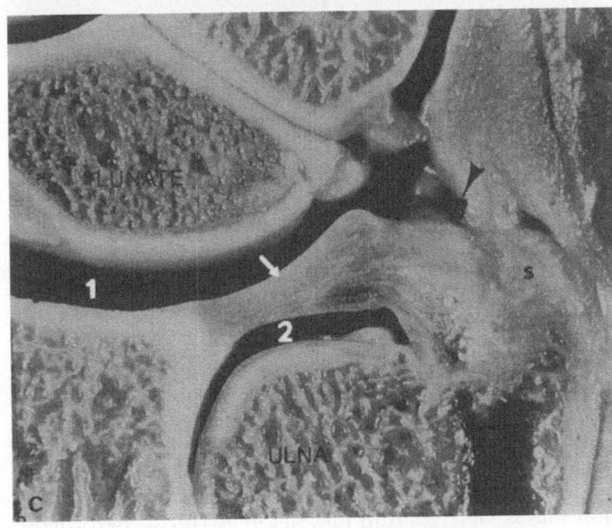
LUNATE
1
2
ULNA
S
c

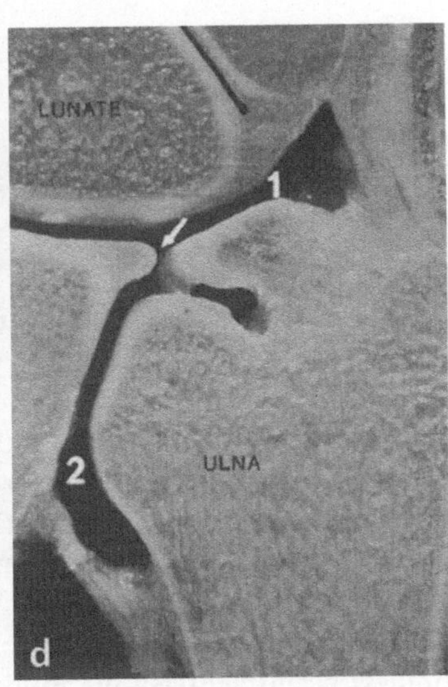
LUNATE
1
2
ULNA
d

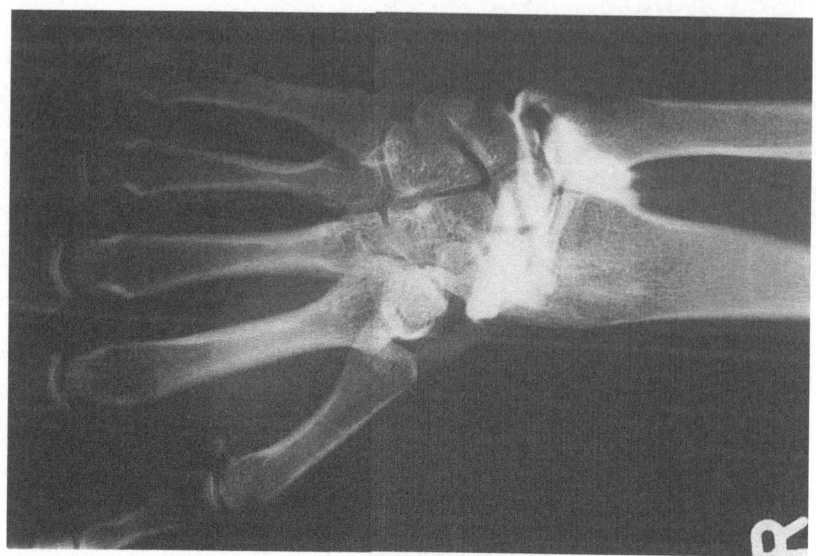

Abb. 30. Frischer Riß im Discus triangularis, a.-p.-Aufnahme, Arhtrographie

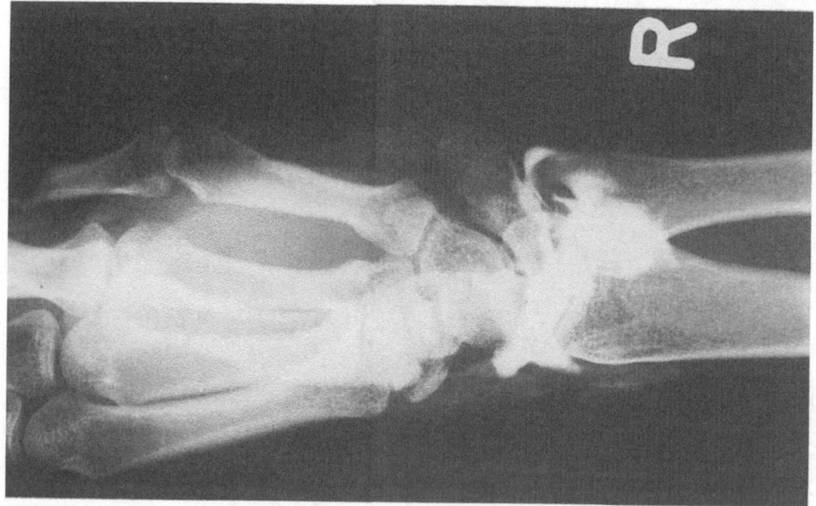

Abb. 31. Frischer Riß im Discus triangularis, Seitliche Aufnahme, Arthrographie

Das distale Radioulnargelenk mit seinem Diskus ist entsprechend seiner Lage und Formung besonders disponiert zu traumatischen Schädigungen und degenerativen Veränderungen (z. B. durch traumatische Luxation und Subluxation, Stauchungen, Bandverletzungen an diesem Gelenk, primäre Lockerheit des Gelenks, federnde Elle usw.). Kapselrisse, Zerreißungen des Diskus, Verwachsungen mit der Elle, Verdickungen des Diskusrandes, degenerative Verkalkungen, Corpora libera (traumatischen oder degenerativen Ursprungs) beeinträchtigen die Funktion dieses Gelenks und führen zur Arthrosis deformans.

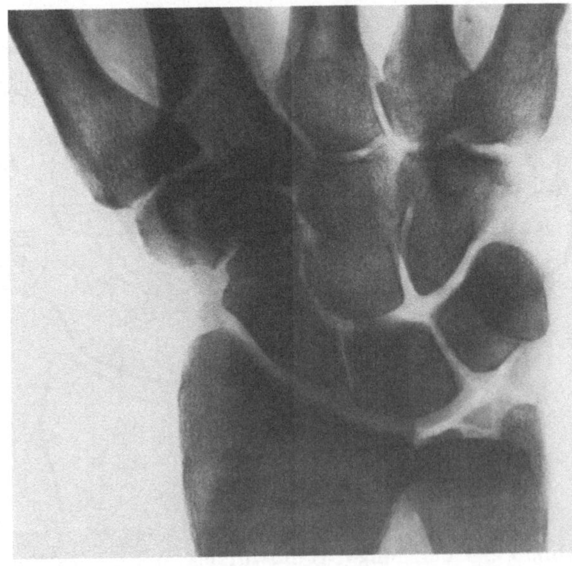

Abb. 32. Weichstrahlaufnahme
einer Leichenhand. Keilförmiger
Discus triangularis bei vorhande-
nem radialen Gelenkhöcker am
Ellengelenk

An dieser nehmen nicht nur der Diskus mit seinem Ansatzbereich, sondern auch der an-
liegende Gelenkabschnitt des distalen Ellenendes und des distalen Radioulnargelenks teil.
Rein funktionell gesehen wird der Diskus besonders durch Zug oder Rotationsbewegungen
der Handwurzel beansprucht.

F. Lang weist auch darauf hin, daß bei der anscheinend homogenen Gelenkfläche des
distalen Ulnokarpalbereichs doch erhebliche regionale Elastizitätsunterschiede vorliegen.
Bei unseren Untersuchungen an Leichenhänden (J. Lang u. M. Pöschl 1961; Abb. 32) fanden wir unter 28 Fällen in etwa je 1/3 eine Lochbildung im Diskus und eine Rißbildung.
Fast alle diese Fälle wiesen arthrotische Veränderungen auf, in der Mehrzahl auch mit Beteiligung des benachbarten Randes des Os lunatum. Bei den nicht perforierten Diszi war in
fast der Hälfte der Fälle die distale Diskusfläche aufgefasert. Die Arthrosis betraf aber auch
die unter dem Diskus liegende mit einem Knorpel überzogene Gelenkfläche des Ellenköpf-
chens. Auffallend war bei unseren Befunden das relativ häufige Zusammentreffen eines
Diskuslochs mit einem flachen Knochenhöcker an der distalen Gelenkfläche der Elle, direkt
unter dem Loch. In den 4 Fällen von Minusvariante der Elle war die Höhendifferenz zwischen Elle und Speiche durch den Diskus, den darunter befindlichen Gelenkspalt und den
Knorpelüberzug des Ulnaköpfchens ausgeglichen so daß keine Stufe im proximalen Handgelenk bestand. Bei den Minusvarianten war der Diskus an seinem Rand relativ dick, bei
den Plusvarianten (3 Fälle) war er relativ dünn. Die Aufbrauchschädigung des Diskus war
sowohl bei der Plus- als auch bei der Minusvariante besonders stark ausgeprägt.

Bei den gegebenen anatomischen Verhältnissen kann angenommen werden, daß die
traumatische Schädigung des Ellengriffels, die ja häufig mit der Radiusfraktur einhergeht,
nicht so harmlos ist, wie sie aussieht. Es liegt nahe anzunehmen, daß mit ihr häufig eine
Schädigung des Bandapparats am distalen Radioulnargelenk und des Discus triangularis verbunden ist. Dies dürfte für die Begutachtung derartiger Unfallfolgen wichtig sein. Der arthro-
graphischen Gelenkdarstellung (mittels Luft oder besser mit einem positiven Kontrastmittel)
kommt hier eine größere Bedeutung zu. Sie läßt nämlich in vielen Fällen Risse im Diskus

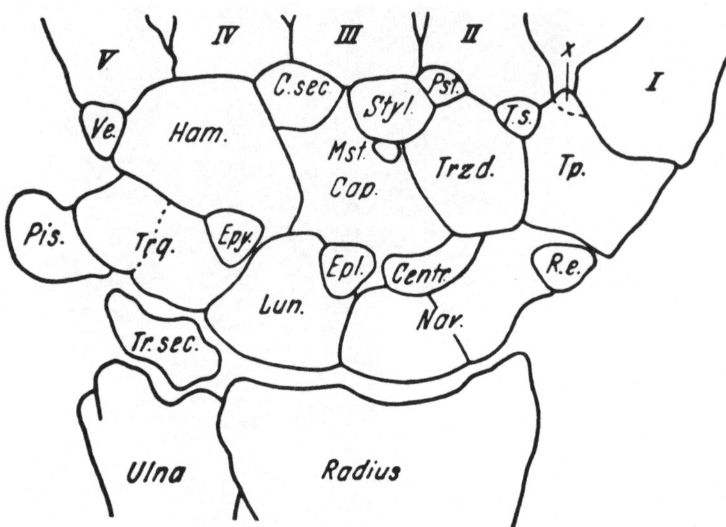

Abb. 33. Überzählige Handwurzelknochen. Dorsalansicht der linken Handwurzel mit überzähligen Knochen. Anatomisches Präparat und Skizze. (Nach Pfitzner 1895)

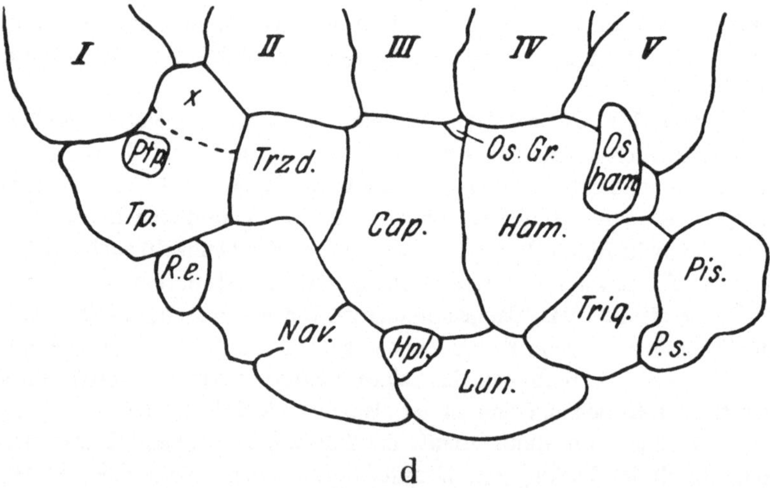

Abb. 34. Überzählige Handwurzelknochen. Volaransicht der linken Handwurzel mit überzähligen Knochen

und Ablösungen gut erkennen. Schwierigkeit in der Differenzierung kann sich aus den hinsichtlich Lage und Anzahl oft sehr varianten Gelenkrecessus ergeben (s. Haage, zit. nach Pöschl 1971).

Zu erwähnen ist auch, daß der Discus triangularis, ähnlich wie die Menisken am Kniegelenk, beim primären Hyperparathyreoidismus bevorzugt Kalkeinlagerungen aufweist.

Man beachte differentialdiagnostisch das gelegentliche Vorkommen eines akzessorischen Os styloideum ulnae über der Ellengriffelspitze und eines Os triangulare direkt über dem

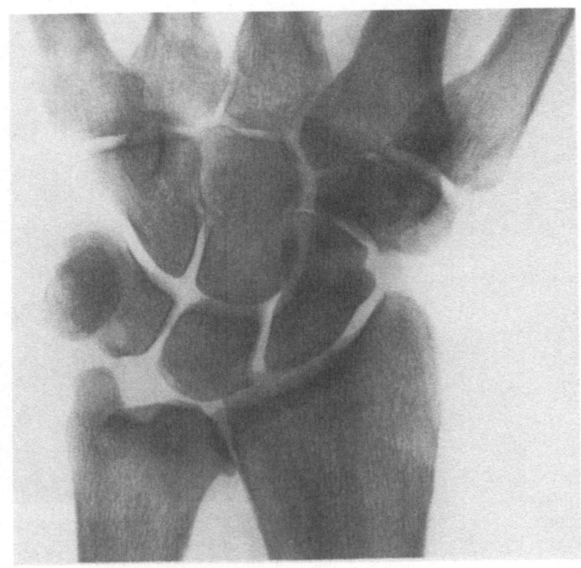

Abb. 35. Ulnardrift der Handwurzel im proximalen Handgelenk, anlagebedingt. Arthrosis am Lunatum, dessen proximaler Rand über der höckrig geformten Gelenkfläche der Elle liegt (*Pfeil*) (druckbedingte Diskusschädigung ist anzunehmen)

Discus triangularis (Abb. 33, 34) liegend (möglicherweise identisch mit dem Os intermedium antebrachii oder Os parastyloideum). Benachbart können liegen das Os pisiforme secundarium und das Os triquetrum secundarium (s. Abb. 38, 39).

8.4 Radiusfirst

Brüser u. Bruchle (1976) beobachten bei Lunatumnekrosen ein gehäuftes Vorkommen eines schwach oder gar nicht überknorpelten Radiusfirstes auf der Facies articularis radii (45%, n = 40), der im Gegensatz zu „normalen" Handgelenkflächen (6%, n = 100) deutlich prominenter ist (s. Abb. 7, 23). Dieser First unterteilt gewissermaßen die Radiusgelenkfläche und liegt bei Normalstellung der Hand zwischen dem Os naviculare und dem Mondbein. Insbesondere bei Ulnarflexion der Hand wird die Gelenkfläche des Mondbeins mit diesem First korrespondieren.

Traumatische Randabbrüche am distalen Speichengelenk in Höhe des dorsalen Auslaufs des Firstes sind nicht selten („Barton-Fraktur"). Sehr häufig geht die Firstbildung über eine Arthrosis deformans am Radionavikulargelenk (z. B. bei Kahnbeinpseudarthrose und bei Handschwerarbeitern, Abb. 35).

8.5 Madelung-Deformität

Veränderte biomechanische Verhältnisse ergeben sich auch bei der sog. Madelung-Deformität mit verstärkter Volar- und Ulnarneigung der Radiusgelenkfläche (Abb. 35, 36a, b). Nach Pöschl (1971) scheint die ungünstige Einwirkung des distalen Radiusulnarspalts auf das Mondbein in dem Maße zuzunehmen, als das Mondbein nach Ulnar gelagert ist, bzw. das Mondbein werde durch die Einwirkung des Spalts um so weniger gefährdet, je breitflächiger es noch mit dem Radius artikuliert (je geringgradiger also diese Dysostose ausgeprägt ist).

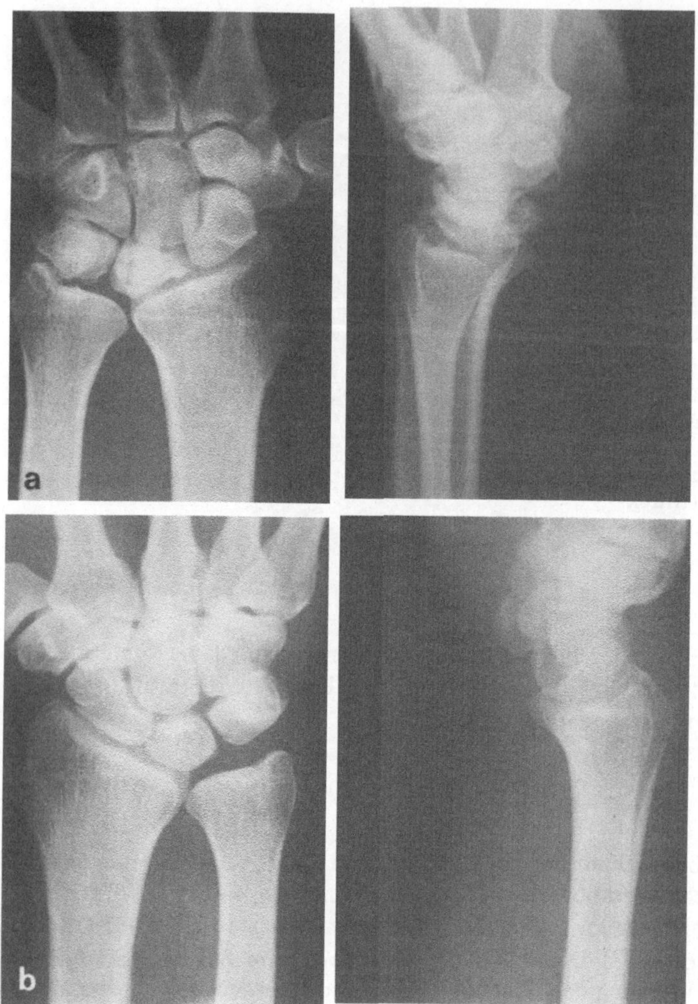

Abb. 36a, b. Doppelseitige Madelung-Deformität. Nekrotische Deformierung des Lunatums (*Pfeil*) und Arthrosis deformans in der Artikulation distales Ellenende – Os triquetrum – Os pisiforme (Arbeitshand) (Beteiligung des Discus triangularis ist anzunehmen)

Man hat sich hier in der Mehrzahl der Fälle weniger mit totalen Lunatumnekrosen auseinanderzusetzen als lediglich zystischen bzw. pseudozystischen Erscheinungen. Kleine pseudozystische Aufhellungen sind röntgenologisch fast an jedem Handgelenk, im Alter zunehmend, am häufigsten im Os capitatum und Os lunatum zu entdecken (Abb. 37). Besonders zahlreich sind jene, die man für „Preiser-Markfibrosen" oder Synovialhernien oder nekrotische Pseudozysten (möglicherweise entstanden durch Gefäßstörungen) hält. Arthrotische

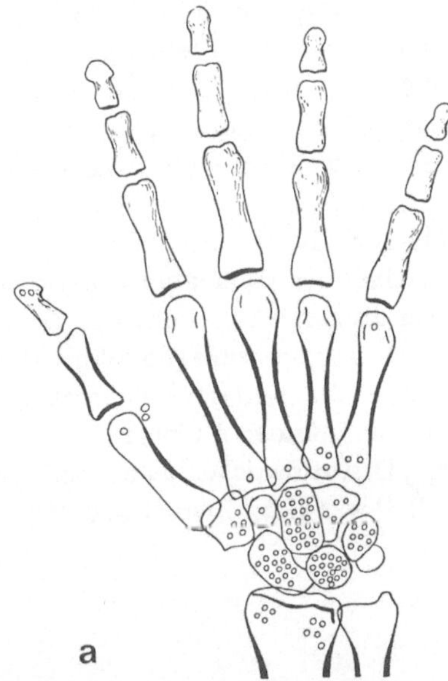

Abb. 37. a Lokalisation zystischer Aufhellungen im Handskelett und dem distalen Anteil der Unterarmknochen. (Nach Rochlin u. Zeitler 1968) b 44jähriger Mann, seit über 10 Jahren Gicht, kombiniert mit Arteriosklerose. Lunatummalazie mit zentraler Zyste, multiple Gichtherde im Bereich der Hand. Kein Unfall in der Vorgeschichte

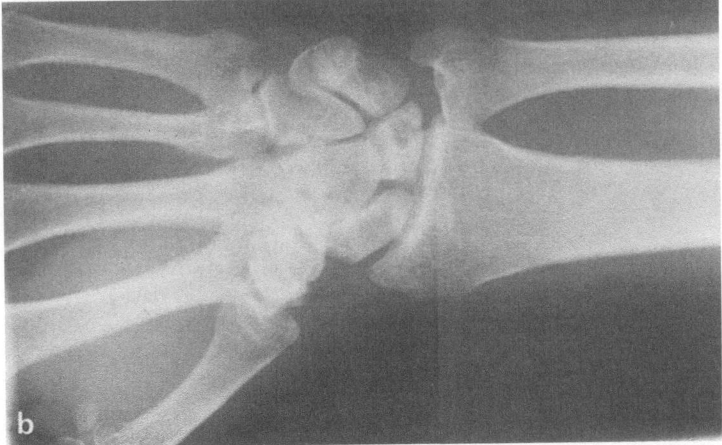

Zysten liegen meist randständig im Bereich allgemein arthrotisch veränderter Gelenkabschnitte.

Kaum zu zählen sind Krankheiten, die zystoide Herde im Knochen, auch in der Handwurzel, verursachen können. Nur einige seien hier genannt: bestimmte Formen der Tbc, M. Boeck (die sog. Ostitis multiplex cystoides Jüngling), rheumatische Arthritiden (Bandansätze!) und chronische Polyarthritis rheumatica, Gicht, Sklerodermie, Kollagenosen, Lupus erythematodes, Steroidschaden usw.

Bei der Beurteilung der jugendlichen Hand muß man daran erinnern, daß die Entwicklung des Os lunatum sich in der Regel über mehrere Ossifikationskerne vollzieht (meistens 2 oder 3), von denen der eine oder andere persistieren kann (Os lunatum bipartitum oder tripartitum). Bei starker Zerklüfung des Ossifikationsgebildes mit nekrotischen Erscheinungen im jugendlichen Alter ist immer an endokrine Störungen zu denken (Heidenhoffer 1949), insbesondere an einen Hypothyreoidismus. Die häufig vorkommenden Kompaktainseln werden nicht selten für Nekroseherde gehalten, besonders wenn sie in einem Fraktur- oder Arthrosebereich liegen. Auch im frühjugendlichen Wachstumsalter kann am normalen dorsopalmaren Röntgenbild eine nekrotische Verdichtung im Knochenkern vorgetäuscht werden, weil der größere dorsopalmare Durchmesser des zentralen Ossifikationskerns in dieser Projektion einen stärkeren zentralen Verdichtungseffekt hervorruft. Zu beachten sind auch die *akzessorischen Knöchelchen* (s. Abb. 33, 34), die in der unmittelbaren Nachbarschaft des Os lunatum vorkommen können. Es seien genannt: Os hypolunatum (an der volar-distal-radialen Ecke des Os lunatum), Os epilunatum (an der dorsal-distal-radialen Ecke), Os epipyramis (dorsal-distal-ulnar).

Eine der weitesten interossalen Lücken zwischen den Handwurzelknochen ist das Spatium interossale ulnare (begrenzt von Lunatum-Capitatum-Hamatum-Triquetrum). Dieser „Destot-Zwischenraum" darf nicht als pathologisch angesehen werden. (Nach Barbet (1953) war dieser Zwischenraum vermutlich der Nagelkanal bei der Kreuzigung.)

Die in der Literatur beschriebenen Therapiemöglichkeiten bei einer diagnostizierten Mondbeinnekrose sind zahlreich und oft ist es bei Einzeldarstellungen geblieben. Im folgenden Abschnitt soll versucht werden, eine Übersicht über die Verfahren zu geben, die in der Literatur — evtl. modifiziert — wiederholt erwähnt werden, ober bei denen wir von eigenen Erfahrungen berichten können. Es ist dabei zu bedenken, daß bei Vergleich und Zusammenstellung von Ergebnissen aus der Literatur infolge unterschiedlicher Kriterien der Patientenauswahl für bestimmte Therapieverfahren, sowie bei der subjektiven Bewertung der Ergebnisse der einzelnen Autoren, eine vergleichende Gegenüberstellung nicht exakt möglich ist. Kriterien zur Standardisierung der Nachuntersuchungen werden zwar angegeben (Ney 1977), aber zeitlich frühere Veröffentlichungen lassen sich dem ebensowenig anpassen wie spätere, die diese Kriterien nicht berücksichtigen. Dementsprechend werden die Statistiken soweit möglich aneinander angeglichen, ohne die Ergebnisse zu verzerren, bzw. die Resultate werden in unveränderter Form übernommen.

Theapieziele sollten sein:

- Schmerzfreiheit mit Erhaltung einer möglichst uneingeschränkten Funktion, und soweit vom Krankheitsstadium her möglich
- Erhaltung der Form und evtl. Revitalisierung des Lunatums,
- Erhaltung des Gefüges der Handwurzelreihe,
- Verhinderung einer Arthrosis deformans v. a. im Radiokarpalgelenk.

Die therapeutischen Ziele „Schmerzfreiheit und Funktionserhaltung" finden Ausdruck in der Anzahl der Patienten, die nach Therapieende in ihrem Beruf weiterarbeiten können. Auch die Messung der groben Kraft macht eine Aussage über den Gebrauchswert der Hand und damit indirekt auch über Belastungsschmerzen. Nach Lichtman et al. (1977) soll die grobe Kraft bei einem zufriedenstellenden Ergebnis (er unterteilt lediglich in „satisfactory" und „unsatisfactory") mindestens 75% der Gegenseite erreichen.

Überhaupt ist eine Möglichkeit der Vergleich zur — vorausgesetzt — gesunden Gegenseite mit der Angabe der erreichten Leistungen in %.

Dabei sollten diese Angaben berücksichtigen:

- Bewegungsausmaße (dorsal — volar, radial — ulnar, Pro- und Supination)
- Grobe Kraft
- Schmerzverhalten (schmerzfrei, Belastungs-, Ruheschmerz)
- Rückkehr an den Arbeitsplatz
- Radiologische Veränderungen

Bertini et al. (1982) empfehlen für die radiologische Beurteilung der OP-Ergebnisse (bei alloplastischem Ersatz) Standardaufnahmen, Aufnahmen in Extension-Flexion, Ulnar- und

Radialabduktion. Außerdem das Ausmessen der Distanzen zwischen Capitatum — Radius und Kahnbein — Triquetrum, um sie mit den präoperativen Aufnahmen vergleichen und eventuelle Verschiebungen feststellen zu können.

10.1 Konservative Therapie

Die konservative Therapie besteht überwiegend in einer Immobilisierung und anschließender Befreiung von schwerer Arbeit. Sie ist nur in frühen Stadien indiziert. Es sind Ruhigstellungszeiten von 4 Monaten (Hulten 1935) bis hin zu 8 Monaten (Stahl 1947) beschrieben. Seibold u. Reichelt (1975) berichten über 12 Fälle von konservativer Therapie (Gipsimmobilisation für ca. 6 Monate), von denen bei 9 das Therapieziel nicht erreicht wurde, d. h. es gelang nicht, eine stärkere Deformierung des nekrotischen Knochens zu verhindern und seine Revitalisierung in annähernd normaler anatomischer Form in Gang zu setzen. Nur 7 (von 14 nachuntersuchten) Patienten beurteilten das Ergebnis günstig; sie waren schmerzfrei oder zumindest schmerzärmer. 4 Patienten klagten über häufige und stärkere Beschwerden. In 1 Fall mit gutem Ergebnis lag nur eine partielle Mondbeinnekrose vor. In 1 anderen Fall kam es 8 Jahre nach der Manifestation der Nekrose zu einem Radiusbruch, der in deutlicher Radiusverkürzung ausheilte, woraufhin sich das Mondbein ebenfalls restituierte.

Andreesen (1970) berichtet über 193 Patienten mit Kienböck-Erkrankung, die konservativ behandelt worden waren. In 47% der Fälle sah er Besserungen bei der klinischen und röntgenologischen Untersuchung. Er unterscheidet 4 Formengruppen der Mondbeinnekrose: Fälle, die innerhalb kurzer Zeit zu einer primären Zertrümmerung des gesamten Mondbeins führen, solche mit völliger Zerstörung der Spongiosa bei weitgehender Erhaltung der Kortikalis sowie einer Zwischenform. Bei der 4. Form handelt es sich nach seiner Auffassung um echte zystische Nekrosen ohne Kortikalisbeteiligung. Endzustände bei den verschiedenen Gruppen sind nach seinen Erkenntnissen in der Regel nicht vor 10—15 Jahren zu erwarten.

Interessant ist der Fall von Benz u. Blencke (1976): bei einem 7jährigen Jungen wurde das atraumatisch nekrotisch gewordene Lunatum nach einem Unfall für 9 Wochen ruhiggestellt. Es kam zur völligen Ausheilung (Beobachtungszeitraum: 4 Jahre).

Da die konservativen Maßnahmen sowohl wegen der mangelnden Erfolgsaussichten als auch wegen der extrem langen Immobilisation der Hand nicht überzeugen konnten, wird heute meist der operativen Therapie der Vorzug gegeben. Auch Bürgi (1980) kommt in seiner Untersuchung von 84 Fällen von Mondbeinnekrose, die in der Zeit von 1969—1977 von der Schweizerischen Unfallversicherungsanstalt (SUVA) berentet wurden, zu der Erkenntnis, daß in diesem Zeitraum relativ häufiger operiert wurde als in einem Vergleichszeitraum der Jahre 1936—1953. hinsichtlich der Arbeitsunfähigkeit (AU) fand er für die Fälle von Lunatumnekrose, (die alle späterhin berentet wurden) eine durchschnittliche Dauer von 11 Monaten bei konservativer und 16,5 Monaten bei operativer Therapie. Die längere Dauer der AU bei operativer Therapie ist allerdings auf den Zeitraum zwischen Unfall und Operation zurückzuführen, in dem ja meistens konservativ behandelt wird. Die Zeitdauer zwischen Unfall und Berentung war bei den konservativ behandelten Fällen durchschnittlich um 3—6 Monate kürzer.

Tabelle 2. Operationsverfahren bei aseptischer Mondbeinnekrose

Lunatumerhaltende	Lunatumresezierende
Spaltung des Retinaculum flexorum	Lunatumexstirpation (LE) LE + alloplastischer Ersatz
Niveauoperationen	LE + Interpositionsarthroplastiken
Exkochleationsverfahren	LE + transnavikulare Resektion
Handgelenkdenervierung	LE + Interkarpale Arthrodese

10.2 Operative Therapie

Die operativen Verfahren lassen sich einteilen in lunatumerhaltende und lunatumresezierende, letztere mit oder ohne Ersatzplastiken (Tabelle 2).

10.2.1 Spaltung des Retinaculum flexorum

Dem Lunatum, das sich im queren Bogen der Karpalknochenreihe befindet, wird funktionell die Rolle des „Schlußsteins im romanischen Rundbogen" zugeschrieben, der seine Funktion nur unter Aufnahme der seitlich einwirkenden Drücke ausüben kann. Die Spaltung des Retinakulums soll diesen Druck vermindern und so zur schnelleren Regeneration des Mondbeins beitragen.

Mit der Vorstellung einer seitlichen Druckbelastung stehen jedoch die Röntgenbefunde bei fortgeschrittener Mondbeinnekrose im Widerspruch, bei denen man eine Kompression des Mondbeins zwischen Capitatum und Radius und eine Verbreiterung in der Querachse des queren Handgewölbes findet (vgl. Stahl-Index, Abb. 5). Experimentelle Untersuchungen zur Mondbeindurchblutung nach Spaltung des Retinakulums — etwa analog zu denen von Laarmann (1944) oder Koken (1975) — liegen nicht vor; es scheint jedoch denkbar, daß durch diesen Eingriff eine Drosselung der Blutzufuhr vermindert und eine Revaskularisierung begünstigt wird.

Koob (1973) konnte bei 14 Fällen von Mondbeinnekrose durch Spaltung des Retinaculum flexorum und Neurolyse des N. medianus 13mal eine wesentliche Besserung der Beschwerden erreichen. Narakas (1970) wandte diese Methode in 2 Fällen mit gutem Erfolg an, in 3 weiteren kombinierte er sie erfolgreich mit Niveauoperationen (s. „Niveauoperationen"). Koob (1973) hatte mit dieser Kombination in 4 Fällen ein positives Resultat und ist der Meinung, daß dieser Eingriff als Minimaloperation in Frühfällen angewandt werden kann, zumal der Weg für weitere Eingriffe offen bleibt und nur eine kurzfristige Fixierung im Gipsverband erforderlich ist. Segmüller (1981) berichtet über 2 Fälle mit 7- bzw. 2jähriger Beobachtungszeit. In beiden Fällen konnte nach Spaltung des Retinakulums ein Zusammenbruch des Mondbeins nicht beobachtet werden.

10.2.2 Niveauoperationen

Die ersten Operationen zur Herstellung einer kontinuierlichen Gelenkfläche für die proximale Reihe der Handwurzelknochen wurden von Hulten (1935) und Persson (1956) vor-

Tabelle 3. Ulnaverlängerungsosteotomie

Autor	Jahr	Anzahl OP/Nachuntersuch.	Nachuntersuchungszeitraum	Schmerzangabe	Funktionelles Ergebnis	Besonderes
Armistead et al.	1982	20/20	37 Monate (24–75 Monate)	7 frei 11 gelegentlich 2 dauerhaft	Subjektiv: 17 zufrieden 3 unzufrieden Kraft: 70% der gesunden Hand	2 Berufswechsel 3 Pseudarthrosen (Ausheilung nach Reoperation)
Persson	1951	14	1–5 Jahre	13 schmerzfrei oder deutlich gebessert	Kraft: 90% der gesunden Hand	1 Berufswechsel
Potma	1973	6/ 6	4–12 Monate	4 frei (früh postoperativ) 2 verzögerte Schmerzfreiheit (Lunatum deformiert)		
Roullet	1973	23/13	18 Monate bis 7 Jahre	8 gut 4 mittelmäßig 1 schlecht	Beweglichkeit: 5 Fälle: Gebessert 7 Fälle: Unverändert 1 Fall: Verschlechtert	
Sundberg u. Linscheid	1984	22/21	8,2 Monate (2–27 Monate)	14 frei 4 gelegentlich (3 keine Angabe)	Subjektiv: 18 zufrieden	
Tillberg	1968	10	13½ Jahre	6 Druckschmerz 8 wetterabhängig	Subjektiv: 10 zufrieden Kraft: 79% der gesunden Hand	keine wesentlichen Zeichen von Arthrose

genommen und waren bezüglich der Restitution des Mondbeins und der subjektiven Beschwerden erfolgreich. Allerdings kam es zu einer Supinations- und Pronationseinschränkung infolge eines Fehlwinkels der Osteotomie (Axelsson 1973) (Tabelle 3, 4).

a) Persson (1956) entwickelte eine Operationsmethode zur *Ulnaverlängerung,* deren Ergebnisse nach 22 Jahren von Axelsson (1973) nachuntersucht wurden. In keinem der Fälle (n = 22) bestand Arbeitsunfähigkeit, in 13 Fällen wurde radiologisch eine Verbesserung der Lunatumstruktur gesehen.

Potma (1973) berichtet von 6 Fällen, die mit Ulnaverlängerungsosteotomie behandelt wurden. Er modifizierte das Verfahren, indem er die z-förmige Osteotomie mit einer AO-5-Loch-Halbrohrplatte stabilisierte und mit einer Zugschraube den Osteotomiespalt überbrückte. Spätestens 6 Monate postoperativ waren die Patienten wieder voll arbeitsfähig. Er sieht die Indikation für diese Methode auf Frühfälle beschränkt, bei denen es noch nicht zu einer erheblichen Deformation gekommen ist. Seiner Ansicht nach machen die geringere Weichteitraumatisierung sowie die geringere statisch-funktionelle Stabilisierung des Unterarms durch die Elle diese zum Ort der Wahl für eine Niveauoperation.

b) Nach den anfänglichen Mißerfolgen der *Radiusverkürzung* wurde diese Methode mit stabilen Osteosyntheseverfahren und deren Weiterentwicklungen wieder aufgenommen. Calandriello u. Palandini (1966) führten eine z-förmige Osteotomie im distalen Radiusdritten durch, die sie verschraubten. In den 11 von ihnen veröffentlichten Fällen hatten sie durchweg zufriedenstellende Ergebnisse. Axelsson (1973) veröffentlichte ausführliche experimentelle und klinische Untersuchungen über die Radiusverkürzungsostetomie und empfiehlt eine quere Osteotomie wegen der einfacheren Technik und guten Adaptation. Durch Dissektion des schrägen Anteils des Lig. radiocarpale dorsale sieht er eine weitere Verminderung der Druckbelastung des Lunatums gegeben. Rosemeyer et al. (1976) geben zu bedenken, daß eine zu starke Radiusverkürzung zu Inkongruenz im Radioulnargelenk mit nachfolgender Rotationseinschränkung des Unterarms führen kann.

Gute Ergebnisse konnten wir v. a. bei Frühfällen mit gleichzeitiger Minusvariante der Ulna erzielen. Röntgenologisch war eine deutliche Regeneration des Lunatums erkennbar (Abb. 38a–c). Auch in fortgeschrittenen Fällen ohne perilunare Arthrose waren die Ergebnisse überzeugend. Wesentlich dabei ist das richtige Maß der Radiusverkürzung, um nicht einen Ulnavorschub zu erzeugen. Außerdem kann durch Inkongruenzarthrose im Radioulnargelenk eine Einschränkung der Unterarmdrehbewegung entstehen und evtl. durch sekundär-arthrotische Beteiligung des Bandapparats die Durchblutung des Mondbeins wieder gestört werden.

Wir bevorzugen die Methode der Verkürzungsosteotomie im Bereich des distalen Radiusdrittels mit Resektion eines geraden Knochenzylinders und anschließender Druckosteosynthese mittels AO-DCP-Platte. Wegen der dadurch entstehenden Entspannung der Weichteile am Handgelenk erscheint uns, in Übereinstimmung mit Viernstein u. Weigert (1967), dieses Vorgehen als günstiger. Außerdem ist eine Ulnaverlängerung technisch schwieriger und die Pseudarthrosengefahr scheint uns größer.

Rosemeyer et al. (1976) konnten nach 19 Radiusverkürzungsosteotomien in allen Fällen das Ausbleiben einer weiteren Lunatumdeformation beobachten und in 4 Fällen kam es sogar zu einer Remodellierung des komprimierten Knochens. Nach ihren Angaben ist die Revitalisierung erst nach 1 Jahr abgeschlossen und meist unvollständig. Häufig bleibt eine deutliche Sklerosierung zurück.

Tabelle 4. Radiusverkürzungsosteotomie

Autor	Jahr	Anzahl OP/Nachuntersuch.	Nachuntersuchungszeitraum	Schmerzangabe	Funktionelles Ergebnis	Besonderes
Almquist u. Burns	1982	12	5–10 Jahre	11 zufriedenstellend 1 unbefriedigend	Bewegungsumfang: Im Mittel 40°	1 Berufswechsel
Axelsson	1973	19/19	2 Jahre	Alle schmerzfrei		2 Berufswechsel Radiologisch in 37% der Frakturen Strukturverbesserungen
Calandriello u. Palandrini	1966	11/10	10 Monate bis 7 Jahre	5 frei 4 deutlich gebessert 1 Dauerbeschwerden (geringer als präoperativ)	Beweglichkeit: 5 vollständig frei 5 Besserung	Radiologischer Nachweis von Reparationsvorgängen
Eiken u. Niechajev	1980	8	3,5 Jahre (2–7 Jahre)	6 frei	Beweglichkeit und Kraft gebessert	2 Berufswechsel
Kinnard et al.	1983	7	36 Monate	6 frei 1 Belastungsschmerz		
Marti et al.	1981	9	3 Jahre	4 sehr gut (frei) 3 gut 1 mäßig 1 schlecht		
Narakas	1970	15		Schmerzfreiheit		1 Berufswechsel Stoppen der aseptischen Nekrose, Konsolidierung des Os lunatum
Ovesen	1981	7/ 7	35 Monate (8–82 Monate)	7 frei	Bewegungsausmaße gebessert	
Rosemeyer et al.	1976	35/19		9 deutlich gebessert 4 gering gebessert 6 unverändert		Röntgen: keine weitere Deforrung 4 restituiert Komplikationen: 1 Pseudarthrose 1 Osteomyelitis 2 Überkorrekturen

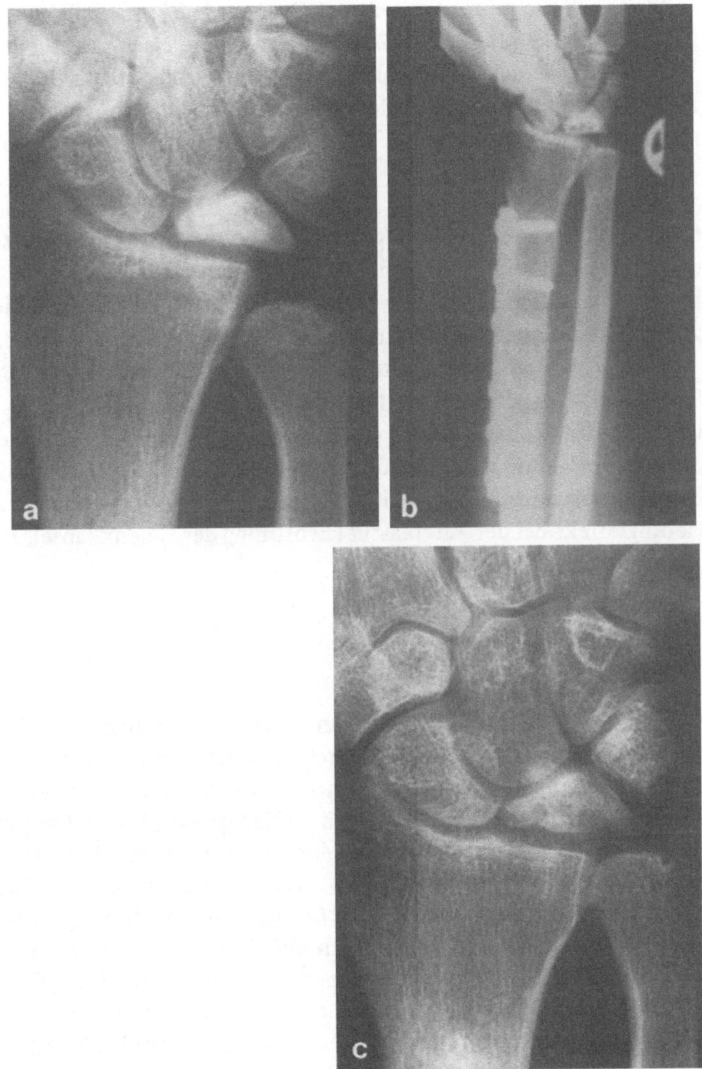

Abb. 38a–c. 22jähriger Metzger mit starken Schmerzen im rechten Handgelenk seit längerer Zeit; kein Trauma. **a** Nektrotisch Kondensierung mit Sinterung des Lunatums im radialen und mittleren Drittel. Erhebliche Minusvariante der Elle. Leichte Radialflexion der Handwurzel, **b** 1 Jahr nach der Radiusverkürzungsosteotomie. Nekrosezyste im proximalen Randgebiet des Lunatums. Leichte Beschwerden nur noch bei sehr langer, schwerer manueller Tätigkeit, **c** 2 Jahre nach der Radiusverkürzungsosteotomie, 3 Monate nach Materialentfernung. Teilweise Reossifikation des Lunatums von ulnar her, jedoch Persistenz der Deformation und der Zysten. Patient beschwerdefrei, Handgelenk voll belastbar

52

Weitere Berichte finden sich bei Ovesen (1981) (7 Fälle, 6 gute Ergebnisse) und Eiken u. Niechajev (1980) (8 Fälle, 7 sehr gut, mittlere Nachuntersuchungszeit 3,5 Jahre).

Thio (persönliche Mitteilung, in: Marti et al. 1981) berichtet von 33 Radiusverkürzungsosteotomien und 17 Ulnaverlängerungen, die durchschnittlich 6 Jahre postoperativ nachtuntersucht wurden. 26 Fälle bezeichnet er als sehr gut, 17 als gut, 5 als mäßig und nur 2 hatten ein schlechtes Resultat.

Marti et al. (1981) sehen als einzige Kontraindikation für die Radiusverkürzungsosteotomie das funktionslose Handgelenk, das besser versteift werden sollte. Auch ein vollständig deformiertes Mondbein könne durch die Operation zu einem guten klinischen Resultat führen. Außerdem sei bei der Materialentfernung die Möglichkeit gegeben, Zusatzeingriffe, wie z. B. Anbohren des Lunatums oder Nervendekompressionen, durchzuführen.

Eine weitere Indikation ist die weniger stark ausgeprägte Minusvariante. Nicht zuletzt läßt dieser Eingriff am Ort der Wahl bei ausbleibendem Erfolg Folgeeingriffe ebenso zu, wie z. B. die Spaltung des Lig. transversum. Hinsichtlich des Therapiezieles Schmerzfreiheit ist das Verfahren der Niveauoperation nicht so erfolgreich, wie z. B. der alloplastische Ersatz des Mondbeins (Kerschbaumer et al. 1981), was u. a. auch auf einen stärkeren Denervierungseffekt bei der Alloplastik (Eröffnung der Gelenkkapsel, Entfernung des Mondbeins) zurückzuführen sein kann.

10.2.3 Exkochleationsverfahren

Müller (1920) beobachtete, daß der einzige therapeutische Erfolg in 10 Fällen von Lunatumnekrose operativ, nämlich durch „Ausräumung aller Kalk- und Knochenkrümelchen unter Schonung der eigentlichen Knochenschale" erreicht worden war, während die anderen 9 durch konservative Therapie keine befriedigenden Ergebnisse hatten.

Solange die äußere Form des Mondbeins noch erhalten ist, sollte unbedingt versucht werden, diese zu konservieren bzw. das Os lunatum zu revitalisieren. Dazu werden unterschiedliche Verfahren, wie *Beck-Bohrung, Gipsplombierung* oder *Spongiosaplastik* angegeben. Der Effekt beruht letztendlich auf einer erleichterten Revaskularisierung des in weiten Teilen überknorpelten Knochens durch operativ gesetzte „Gefäßeintrittspforten".

Bei der *Spongiosaplastik* wird das Lunatum gefenstert, das nekrotische Knochengewebe ausgeräumt und die entstehende Höhle mit Beckenkammspongiosa aufgefüllt. Viernstein u. Weigert veröffentlichten 1967 15 Fälle, bei denen diese Operation vorgenommen wurde. Insgesamt waren die Ergebnisse unbefriedigend. Isler (1981) berichtet von 8 Fällen, die in relativ frühen Stadien operiert wurden. 6 Patienten hatten postoperativ Schmerzen nach stärkerer Belastung, 2 waren schmerzfrei. Hinsichtlich des Ergebnisses können alle 8 Fälle als gut bis zufriedenstellend eingestuft werden.

Ein anderes Verfahren ist die *Implantation des Os pisiforme* an seinem Gefäßstiel (Beck 1971). Dadurch soll das von nekrotischem Gewebe befreite Mondbein direkt vaskularisiert werden. Neuere Therapieergebnisse stammen von Eckardt (1984) und Erbs u. Böhm (1984) (Tabelle 5).

Voraussetzung für dieses Verfahren ist aber ein zumindest in seiner Kortikalisschale noch erhaltenes Lunatum. Als Komplikation werden v. a. Luxationen des Erbsenbeins beobachtet, die man durch temporäre Kirschner-drahtfixation zu umgehen sucht (s. Eckhardt 1984, Diskussion).

Tabelle 5. Operationsmethode: Verpflanzung des Os pisiforme am Gefäßstiel (Beck)

Autor	Jahr	Anzahl OP/Nachuntersuch.	Nachuntersuchungszeitraum	Ergebnisse			Besonderes
				Schmerzen	Flexion – Extension	Abduktion: Radial – Ulnar	
Beck	1971	1/ 1	6 Monate	Nur bei starker Anstrengung	50 – 0 – 40	15 – 0 – 20	
Eckhardt	1984	2/ 2	4 Jahre	1 geringer Belastungsschmerz	45 – 0 – 10	10 – 0 – 10	
Erbs u. Böhm	1984	32/14	5 Jahre	50% in Ruhe beschwerdefrei	grobe Kraft um mindestens 3,5 bar gegenüber der gesunden Seite vermindert Beweglichkeit meist meßbar eingeschränkt		Insgesamt 12 Nachoperationen, davon 5 Dislokationen des Os pisiforme

Tabelle 6. Handgelenkdenervierung. Indikation nicht ausschließlich Lunatumnekrosen (*LN*)

Autor	Jahr	Anzahl OP (LN)/Nach-untersuchungen	Nachunter-suchungs-zeitraum	Schmerzangabe	Funktionelles Ergebnis	Röntgenkontrollen
Buck-Gramcko[a] et al.	1977	313 (32)/195	4,1 Jahre (9 Monate bis 14 Jahre)	50 frei 84 nach schwerer Belastung 52 nach leichter Belastung 9 bei allen Aktivitäten	Subjektiv: 46 sehr gut 37 deutlich gebessert 52 befriedigend 29 unzufrieden Kraft: 119 vermindert	34 Fälle mit Fortschreiten der Arthrosezeichen nach 3−4 Jahren in der Regel auch nach 8−10 Jahren keine Zunahme der Arthrose
Martini et al.	1983	36 (6)/ 33	22 Monate (6−54 Monate)		Gesamterfolgsquote: 84%	
Röstlund et al.	1980	9 (7)/ 9	24 Monate (10−37 Monate)	1 Ruheschmerz 1 wetterabhängig	Beweglichkeit: 4 gebessert 4 reduziert 1 unverändert	

[a] Sammelstatistik unter Mitarbeit von insgesamt 9 Autoren

10.2.4 Denervierung

Die *Handgelenkdenervierung* (Tabelle 6) nach Wilhelm (1966) ist v. a. bei Patienten indiziert, bei denen trotz unterstützender Maßnahmen (z. B. Ledermanschette) keine Schmerzfreiheit zu erreichen, ein Berufswechsel nicht möglich ist und von seiten des Patienten eine langwierige konservative oder operative Therapie abgelehnt wird. Es ist außerdem eine mögliche Zusatzoperation bei hinsichtlich der Schmerzbeseitigung nicht optimalem Ersteingriff. Pfeiffer (1974) empfiehlt dieses Verfahren bei schmerzhaften Spätzuständen mit zerstörtem Mondbein, unabhängig von dem Vorliegen einer Arthrose. Nach einer Testanästhesie wird entschieden, ob das Verfahren erfolgsversprechend ist. Bei negativem Ergebnis werden andere Methoden, z. B. Endoprothetik, diskutiert. Martini et al. (1983) berichten über 33 nachuntersuchte Fälle von Handgelenkdenervierung innerhalb von 5 Jahren, bei denen der Eingriff in 6 Fällen wegen einer Lunatumnekrose durchgeführt wurde. Sie geben für die Gesamtzahl eine Erfolgsquote von 84% an, die allerdings für Denervierung kombiniert mit einem anderen Eingriff etwas niedriger liegt. In einer Sammelstudie von Buck-Gramcko et al. (1977) wird über Nachuntersuchungen mit unterschiedlich langer Beobachtungsdauer berichtet. Es zeigt sich, daß mit Zunahme der postoperativen Beobachtungszeit eine Änderung des ursprünglichen Operaionsergebnisses eintritt. In Langzeituntersuchungen fand er in 60% der Fälle gute Funktion bei vollständiger Schmerzfreiheit, bzw. fast vollständiger Schmerzfreiheit. Dies wird im Zusammenhang mit einer möglichen Reinnervation diskutiert.

10.2.5 Lunatumexstirpation und autologe Interpositions-arthroplastiken

Die *Resektion des Mondbeins* wurde erstmals im Jahre 1909 von Finsterer angegeben. Therkelsen u. Andersen (1949) berichteten über 109 Lunatumexstirpationen, von denen sie 92 bei einem Beobachtungszeitraum von 6 Jahren nachuntersuchen konnten. In 21 Fällen war das Ergebnis sehr gut, 40mal gut und 31mal wurde das Resultat als schlecht bezeichnet. Gillespie (1961) hatte 16 sehr gute Ergebnisse bei 24 Mondbeinresektionen, Razemon (1973a, b) berichtet von 50% guten Ergebnissen (n = 14) (Tabelle 7).

Insgesamt ergibt sich bei Durchsicht der Literatur, daß die Lunatumexstirpation in ca. 50% der Fälle zu einem guten Ergebnis führt.

Nach unserer Erfahrung kommt es durch Entfernung des Lunatums zu einer Neueinstellung der Carpalia mit Artikulation des Os capitatum und Radius, sowie zwischen Ulna und Os triquetrum (Abb. 39). Durch das Gegenübertreten von inkongruenten Gelenkflächen kann nachfolgend eine schmerzhafte Inkongruenzarthrose entstehen. Auf diese Neueinstellung der Carpalia wurde auch von Gillespie (1961) hingewiesen.

Der Verschiebung der Carpalia wollte man durch gleichzeitige Sehnen- und Faszieninterposition nach der Lunatumentfernung entgegenwirken.

Nahigian et al. (1970) füllt den entstandenen Defekt mit einem Kapsellappen auf, der aus dem dorsalen Anteil der Handgelenkkapsel präpariert wird (Abb. 40a–c). In diesen werden die interkarpalen Ligamente, die das Lunatum bedecken, miteinbezogen. Es ist darauf zu achten, daß die transversalen dorsalen Karpalbänder und die Gleitschichten der darüberliegenden Extensor-communis-Sehne geschont werden. Der Lappen wird als distal gestielter Lappen in die Höhle des resezierten Lunatums eingebracht und dort mit Ausziehdrähten temporär fixiert. Die 4 nach diesem Verfahren operierten Patienten, waren 28 Monate postoperativ frei von jeder Symptomatik und zu ihren Hobbies und sportlichen Aktivitäten

Tabelle 7. Lunatumexstirpation (Therkelsen u. Andersen 1949)

Autor	Jahr	Anzahl OP/Nach- untersuch.	Nachunter- suchungs- zeitraum	Schmerzangabe	Funktionelles Ergebnis (Abduktion)	Röntgen- ergebnis	Besonderes
Beck	1970	12/10	8,4 Jahre (9–12 Jahre)	8 gering, nach Belastung 2 Dauerschmerz (vermindert)	Dorsal – Volar: 37 – 0 – 36 (15/60) – (15/55) Radial – Ulnar: 18 – 0 – 30 (10/30) – (0/40)	Verschiebung von Kopf- und Dreiecksbein	5 Berufswechsel
Gillespie	1961	24		16 exzellent 7 gut–mäßig 1 schlecht	Dorsal – Volar: 40 – 0 – 40 Radial – Ulnar: 18 – 0 – 30	6 „Osteoarthritis"	1 schlechter als präoperativ 1 arbeitsunfähig 2 leichtere Arbeit
Razemon	1973a, b	14	bis 8 Jahre	2 sehr gut 5 gut 4 mäßig 3 schlecht		10 Fälle mit Ent- wicklung von Arthrosezeichen	

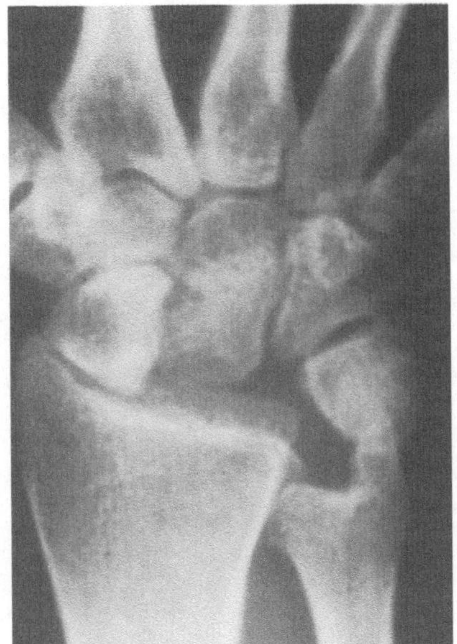

Abb. 39. 1 Jahr nach Lunatumexstirpation wegen Nekrose (24jährige Frau). Verschiebung der gesamten Handwurzelarchitektur, Rotation des Os naviculare, Randnekrose am Os hamatum, Ulnarflexion mit ulnarer Korrespondenz von Triquetrum und Os pisiforme, Arthrosis deformans des Processus styloideus ulnae und des radionavikularen Gelenkanteils; erheblicher Schmerzzustand

zurückgekehrt. Eine Verschiebung des Handwurzelgefüges wurde durch die Interposition des dorsalen Kapsellappens vermieden.

Koob (1973) verwandte die aufgerollte Sehne des M. palmaris longus. In allen 6 nachuntersuchten Fällen konnte er eine Zunahme des Bewegungsausmaßes im Handgelenk und eine deutliche Besserung der Beschwerden beobachten. Seine Nachuntersuchungszeit von 6 Monaten ist jedoch relativ kurz. In unserem eigenen Krankengut konnten wir in 2 von 5 Fällen nach anfänglicher Beschwerdefreiheit 2 Jahre später röntgenologisch Verkalkungen im Bereich des Sehneninterponats, Verschmälerung des radiokarpalen Gelenkspalts und sekundäre Arthrose der distalen Radiusgelenkfläche beobachten (Abb. 41a, b). Wegen der erneut aufgetretenen Beschwerden mußte in beiden Fällen eine Handgelenkarthrodese durchgeführt werden.

10.2.6 *Lunatumexstirpation und alloplastischer Ersatz* (Abb. 42)

Agerholm u. Goodfellow (1963) und Müller (1975) veröffentlichten eine Gesamtzahl von 23 Patienten, die mit einem Platzhalter aus Akryl versorgt wurden (Tabelle 8, 9).

Für den alloplastischen Ersatz des Mondbeins hat sich seit etwa 10–15 Jahren v. a. der Platzhalter aus Silikonkautschuk (Silastic), welches von Swanson (1968) Anfang der 60er Jahre in die Orthopädie eingeführt wurde, durchgesetzt.

Operationstechnik (Lichtman et al. 1977, 1982): Durch einen dorsalen Zugang wird das Handgelenk schonend zwischen dem 3. und 4. Strecksehnenfach dargestellt. Das Periost der dorsalen Radiuslippe wird scharf abgetrennt und die Handgelenkkapsel durch Anhebung eines distal gestielten, rechtwinkligen Lappens eröffnet. Unbedingte Schonung des volaren Bandapparats und der volaren Kapsel, teilweise mit Erhaltung von Kortikalisanteilen, ist erforderlich. Jedoch halten Postel u. Torklus (1975) es für sehr wichtig, volare Reste des

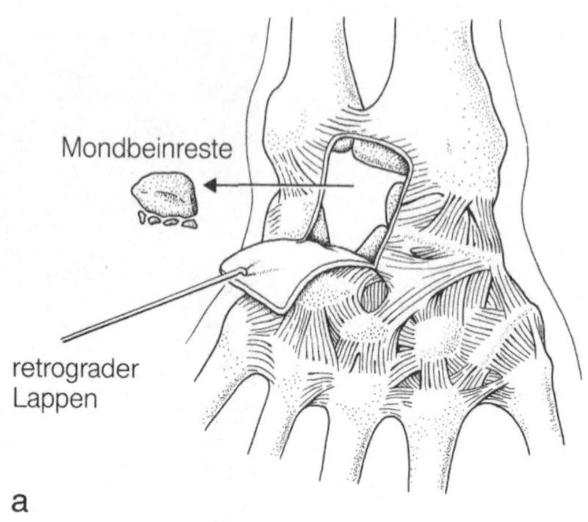

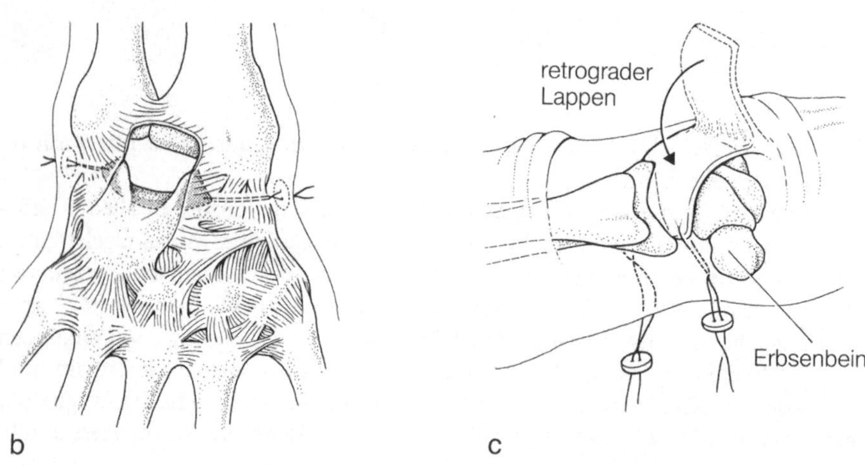

Abb. 40a–c. Dorsale Kapsellappenplastik nach Lunatumexstirpation (nach Nahigian et al. 1970). **a** Die Extensor-communis-Sehnen (nicht dargestellt) werden zusammen mit den zu schonenden Sehnenscheiden nach ulnar präpariert. Der Kapsellappen wird vor der Lunatumentfernung präpariert, **b, c** Wenn der Kapsellappen proximal gestielt ist, kommt es bei Flexion zu einem zügelnden Effekt. Deshalb ist der Lappen distal gestielt und wird zunächst mit Ausziehdrähten und feinen Nylonfäden gehalten, bis eine Konsolidierung erfolgt ist. Nach 3 Wochen keine weitere Immobilisation. (Nahigian et al. 1970)

Mondbeins nicht zu übersehen, da sie Ausgangspunkt unerwünschter Verkalkungen sein können und deshalb vollständig entfernt werden sollten. Sie empfehlen zusätzlich eine begrenzte Synovektomie wegen der häufigen Begleitsynovitis. Im Falle eines Kapseldefekts Vernähen desselben mit unresorbierbarem Nahtmaterial. Anlegen einer kleinen Bohrung in der radialen Facette des Triquetrums zur Aufnahme des Prothesenstiels. Das passende Implantat wird mittels unterschiedlich großer „Testprothesen" ausgesucht und eingesetzt. Nach Lichtman et al. (1977, 1982) ist darauf zu achten, das Implantat etwas kleiner als

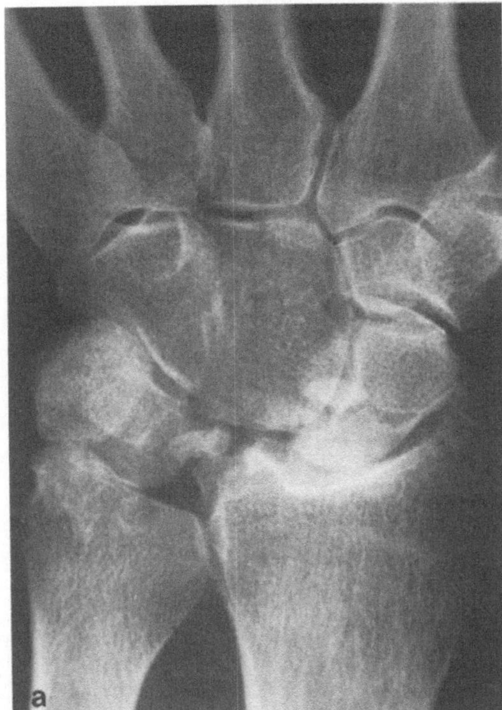

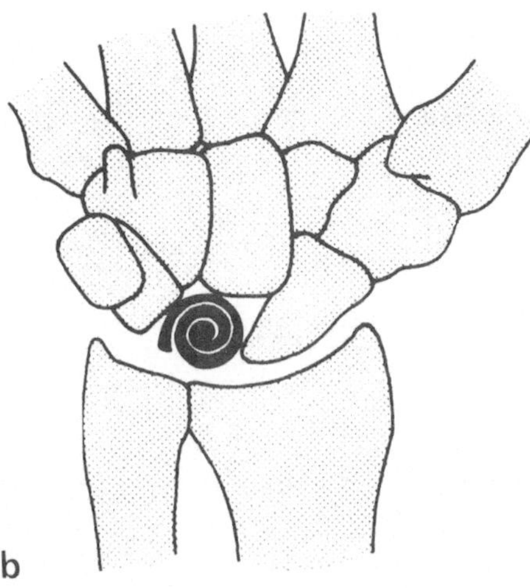

Abb. 41. a 4 Jahre nach Lunatumexstirpation und Sehneninterposition (35jähriger Patient). Verkalkungen im Bereich des Interponats. Ausgedehnte Sklerosierung und Arthrosis deforms des Processus styloideus ulnae mit subchondraler Zystenbildung. Arthrotisch deformierter ulnarer Radiusrand, **b** Schematische Darstellung der aufgerollten Sehne des M. palmaris longus in der Resektionshöhle

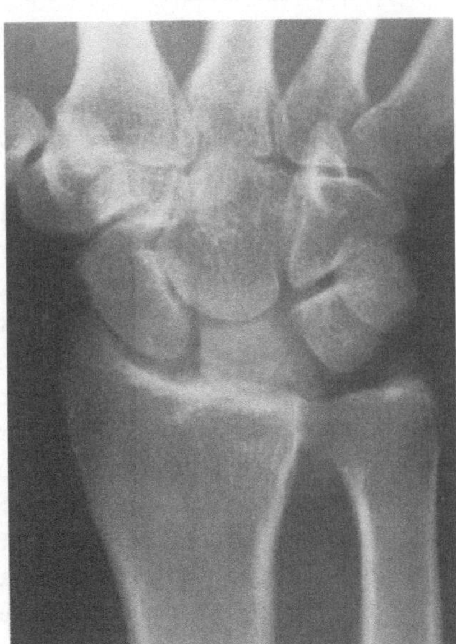

Abb. 42. 1 Jahr nach prothetischem Ersatz des Lunatums mit Silikonkautschukprothese (40jähriger Mann, Patient beschwerdefrei)

Tabelle 8. Alloplastischer Ersatz (Akrylprothese)

Autor	Jahr	Anzahl OP/Nachuntersuch.	Nachuntersuchungszeitraum	Schmerzangabe
Aderhold M. u. Aderhold K.	1972	6	3¼ Jahre (½–4 Jahre)	4 keine 1 gering 1 wetterabhängig
Agerholm u. Goodfellow	1963	17/15	5½ Jahre (1½–8½ Jahre)	8 keine 4 gelegentlich 3 mäßig–schwer
Beck	1970	2/ 2	10 Jahre	
Bergk[a] et al.	1980	14/ 9	2,1 Jahre (4 Monate bis 3½ Jahre)	6 geringe Beschwerden nach Dauerbelastung 2 wetterabhängig
Müller	1975	8	Bis zu 8 Jahren	Zufriedenstellend

[a] (Polyäthylen-Implantate)

den dargestellten Raum zu wählen. Durch den Druck, den ein zu großes Implantat zwischen Radius und Capitatum erzeugt, wird eine volare oder dorsale Dislokation der Prothese begünstigt. Andererseits kann ein zu klein gewähltes Implantat seitlich verrutschen und der Prothesenstiel aus dem Bohrloch des Triquetrums herausgleiten.

Im Falle eines gleichzeitig bestehenden Nervenkompressionsyndroms des N. medianus empfiehlt sich der volare Zugang. Jedoch bevorzugen einige Autoren (Bertini et al. 1982; Lichtman et al. 1977, 1982) den dorsalen Zugang, da die Traumatisierung des volaren radiokarpalen Bandapparats einen Locus minoris resistentiae im Bereich dieses wichtigen Drehpunkts schafft. Ebenso ist aufgrund der durch die Erkrankung meist zerstörten bzw. durch die Operation traumatisierten Bänder zwischen Lunatum und Kahnbein die Erhaltung des palmaren Bandapparats vonnöten, um eine Rotation des Os naviculare zu verhindern.

Wir verwenden seit 4 Jahren die von Swanson entwickelte Lunatumprothese aus Silikonkautschuk. Diese wird mit einem kleinen Zapfen im benachbarten Triquetrum verankert. Wesentlich bei der Implantation ist, daß die Prothese nicht zu groß gewählt wird, da die größe der Resektionshöhle durch die lange bestehende Deformierung des Lunatums nicht mehr der Originalform entspricht. Bei zu groß gewählter Prothese oder schlaffer volarer

Funktionelles Ergebnis (Abduktion)	Besonderes	Röntgenkontrollen
Dorsal – Palmar: (30/45) – (20/50) Ulnar – Radial: 32 – 0 – 18 (25/35) – (10/20)		Keine Zunahme vorbestehender Arthrose
Dorsal – Palmar: (25/90) – (0/75)	2 Fälle mit Osteomyelitis	In allen Fällen Zeichen von Knochenneu-neubildungen ohne Bezug zur klinischen Symptomatik Geringer karpaler Kollaps (Gillespie 1961) Vorbestehende Arthrose nicht verschlim-mert, ausgenommen: Fälle mit Subluxation
Dorsal – Palmar: 43 – 0 – 30 Ulnar – Radial: 25 – 0 – 20	Radiologisch beginnende Hand-gelenkarthrose	In 10 Fällen keine radiologisch nachweis-bare Verschlechterung des Befunds
Durchschnittlich 50% in allen Bewe-gungsebenen gegen-über der gesunden Seite vermindert	Ein Fall mit Ent-wicklung einer Arthrose und Ein-steifung: Entfer-nung der Prothese	In 1 Fall Zunahme der Handgelenkarthrose
	2 Luxationen: Ent-fernung der Prothese	In 1 Fall „Kontaktarthrose" karpoulnar In 1 Fall erhebliche Destruktion im Handgelenkbereich

Gelenkkapsel besteht eine nicht zu unterschätzende Luxationstendenz nach volar mit mechanischer Irritation und Kompression des N. medianus.

Die Indikationen sind in der Literatur z. T. sehr divergierend. Stark et al. (1981) implan-tieren nur bei bereits zusammengebrochenem Mondbein eine Silasticprothese. Sie verwende-ten dazu in 36 Fällen ein selbstgefertigtes Implantat. 33mal konnten sie eine Besserung be-obachten (durchschnittliche Nachuntersuchungszeit 55 Monate).

Lichtman et al. (1977) betonen die Notwendigkeit des frühen alloplastischen Ersatzes. Bei 20 Patienten hatten sie in 14 Fällen befriedigende Ergebnisse; hier war die Operation bei noch nicht zusammengebrochenem Lunatum durchgeführt worden. Talke u. Weigert (1975) berichten über 9 Fälle von Silikonprothesen mit 7 guten und 2 befriedigenden Resul-taten. Die Nachuntersuchungszeit schwankte zwischen 1, 2 und 4,2 Jahren.

Ramakrishna et al. (1982) konnten 8 Patienten nach durchschnittlich 6 Jahren Implan-tationszeit nachuntersuchen. Alle 8 waren sehr zufrieden und zeigten gute klinische Ergeb-nisse. Röntgenologisch fanden sich in 7 Fällen Degenerationszeichen am Handgelenk (Sklerosierung, Zystenbildung). Kein Implantat mußte entfernt werden.

Tabelle 9. Alloplastischer Ersatz (Silikon-Prothese)

Autor	Jahr	Anzahl OP/Nach- untersuch.	Nachunter- suchungs- zeitraum	Schmerzangabe
Beckenbaugh et al.	1980	22/21	68 Monate 57 Monate 22 Monate	
Bertini et al.	1982	21/18	6 Monate bis 7 Jahre	4 keine 4 gebessert
Kerschbaumer et al.	1981	7/ 7		6 keine
Lichtman et al.	1977	20/20	27 Monate (10—54 Monate)	
Lichtman et al.	1982	16/16	18 Monate (7—36 Monate)	15 befriedigend 1 unbefriedigend
Narakas u.	1973	2	Nach Autoren- angabe: exzellent	
Ney	1977	9/ 9	6 Monate bis 4 Jahre	4 frei 5 vermindert
Postel u. von Torklus	1975	7/ 7	Bis zu 3 Jahren	6 Patienten zufrieden

Funktionelles Ergebnis	Röntgenkontrollen	Besonderes
Flexion – Extension / Abduktion Radial – Ulnar 32 – 0 – 47 / 2 – 0 – 26 36 – 0 – 39 / 25 – 0 – 34 43 – 0 – 30 / 12 – 0 – 24		Verschiedene im Laufe der Zeit entwickelte Prothesenmodelle (v. a. Variationen der Silikonhärte)
Beweglichkeit: 13 gebessert 5 unverändert Kraft: 3 normal 10 gebessert 5 unverändert	Anzeichen beginnender Arthrose bei Patienten nach über 5 Jahren postoperativ	Nach Einschätzung der Autoren: 94,5% gut 5,5% schlecht
Flexion – Extension / Abduktion Radial – Ulnar 30 – 0 – 43 / 9 – 0 – 24		
Flexion – Extension 41 – 0 – 56 (10/70) – (10/80)		6 Subluxationen Nach Einschätzung der Autoren: 14 befriedigend 6 unbefriedigend
Flexion – Extension 54 – 0 – 54 (40/60) – (38/70)	3 Fälle mit skopholunarer Diastase und geringer Kahnbeinrotation 1 Fall mit frühen Degenerationszeichen	
Beweglichkeit: 8 gut 1 mäßig		2 Luxationen 1 Subluxation
Bewegung im Mittel um 1/3 gegenüber der gesunden Seite eingeschränkt		1 Luxation

64

Tabelle 9 (Fortsetzung)

Autor	Jahr	Anzahl OP/Nach-untersuch.	Nachunter-suchungs-zeitraum	Schmerzangabe
Ramakrishna et al.	1982	8/ 8	45 Monate	
Roca et al.	1976	10/10	25,8 Monate (24–30 Monate)	7 gut 3 befriedigend
Stark et al.	1981	36/32	55 Monate (22–143 Monate)	29 befriedigend 3 unbefriedigend
Talke u. Weigert	1976	9/ 9	14 Monate bis 4,2 Jahre	4 Ermüdungs-schmerz

Bergk et al. (1980) berichten über eine von ihnen entwickelte Akrylprothese, deren Indikationen sie v. a. bei fortgeschrittenem Zerfall des Mondbeins sehen. Bei einer mittleren Nachuntersuchungszeit von 2,1 Jahren konnten sie bei den 9 nachuntersuchten Fällen in einem hohen Prozentsatz Schmerzfreiheit registrieren. Kraft und Beweglichkeit waren durchschnittlich um die Hälfte vermindert. Röntgenologisch fanden sich Zeichen einer fortschreitenden Arthrose.

10.2.7 Interkarpale Arthrodese nach Graner

Graner et al. berichteten 1966 über eine Serie von 27 Fällen mit Lunatumnekrose, bei denen sie Navikulare, Lunatum, Triquetrum, Capitatum und Hamatum durch Implantation

Funktionelles Ergebnis	Röntgenkontrollen	Besonderes
Flexion – Extension 40 – 0 – 40 Abduktion Radial – Ulnar 20 – 0 – 25	In 7 Fällen osteophytäre Ausziehungen am Radius der ov. Karpalknochen In 4 Fällen Sklerosierung an der Radiusgelenkfläche In 2 Fällen Sklerosierung des Processus styloideus ulnae In 4 Fällen Verkalkungen im Karpalbereich In 4 Fällen geringe anteriore Subluxation	2 Dislokationen
Flexion – Extension 76 – 0 – 49 (35/85) – (10/70) Abduktion Radial – Ulnar 28 – 0 – 28 (15/40) – (15/40)	Keine Arthrosezeichen	2 volare Disloka- tionen
Flexion – Extension 56 – 0 – 41 (20/75) – (19/80)	In 1 Fall beginnende Arthrose nach 17 Monaten In 77% der Fälle Höhen- verlust des Carpus In 58% der Fälle Abnahme der Distanz Karpus-Ulna	1 traumatische Dislokation 11 Jahre post- operativ
Flexion – Extension 2 seitengleich 5 um 50% reduziert Pronation – Supination 7 seitengleich 2 um 30% reduziert		

von kortikospongiösen Spänen verblockten (Tabelle 10). Die interkarpale Arthrodese soll zu einer Revaskularisierung des Mondbeins führen. Dazu werden die Gelenkflächen des Os lunatum und der angrenzenden Handwurzelknochen entknorpelt. Das Lunatum wird angebohrt und mit den umgebenden Knochenelementen durch autologe Knochenspäne verblockt (Abb. 43a). Als Variante im Falle eines stark deformierten Mondbeins gaben sie an, die Lunatumreste zu exstirpieren, das Os capitatum quer zu osteotomieren und den proximalen Capitatumanteil in die Resektionshöhle zu verlagern. Die entstehende Lücke wird durch autologe Spongiosa aufgefüllt (Abb. 42b).

Kerschbaumer et al. (1979) berichten über Untersuchungen zur Gefäßversorgung des Os capitatum. Sie konnten zeigen, daß die Blutversorgung des Kopfbeins im wesentlichen von distal-palmar erfolgt. Wenn die Capitatumosteotomie zu weit distal angelegt wird, ist eine Schädigung der Blutversorgung nicht nur des distalen, sondern auch des proximalen Frag-

Tabelle 10. Interkarpale Arthrodese (Graner et al. 1966)

Autor	Jahr	Anzahl OP/Nachuntersuch.	Nachuntersuchungszeitraum	Schmerzangabe	Funktionelles Ergebnis	Besonderes/ Radiologische Kontrollen
Graner et al.	1966	27/27	22,2 Monate (10—48 Monate)	25 keine 1 gering 1 ständig	Flexion — Extension: 19 — 0 — 24 (5/35) — (5/50)	In 3 Fällen nach 13 Monaten Radiokarpalarthrose
Kerschbaumer et al.	1981	7/ 7	5,5 Jahre	4 keine 3 belastungsabhängig	Flexion — Extension: 29 — 0 — 26 Adduktion — Abduktion: 17 — 0 — 4	Subjektiv: 2 sehr gut 4 befriedigend 1 schlecht
Naett et al.	1981	10/ 8	20,4 Monate (8 Monate bis 4 Jahre)	4 keine 3 gelegentlich 3 weniger als präoperativ	Flexion — Extension: 27 — 0 — 23 (20/30) — (15/35) Adduktion — Abduktion: 16 — 0 — 8 (10/20) — (0/15)	In 3 Fällen war ein Berufswechsel nötig
Plaas	1973	12/11[a]	3 Jahre (1—5 Jahre)	3 keine 7 geringe 1 mäßig	Flexion — Extension: 20 — 0 — 18 (10/30) — (5/35) Adduktion — Abduktion: 6 — 0 — 11 (0/15) — (5/35)	In 2 Fällen leichte Arthrose In 4 Fällen ArthroArthrodese nur teilweise durchbaut

[a] 2 Fälle wegen einer Kahnbeinpseudarthrose

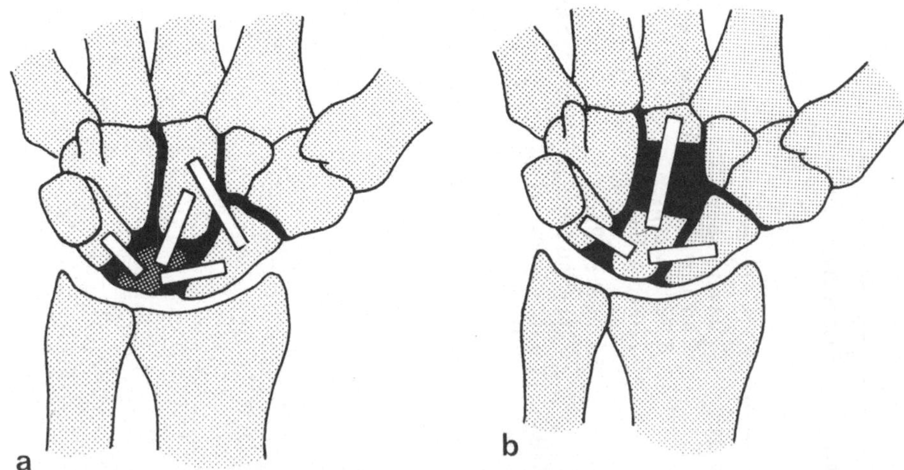

Abb. 43a, b. Operationsmethoden nach Graner et al. (1966). **a** Bei erhaltener Mondbeinform Entknorpelung der angrenzenden Gelenkflächen des Mondbeins sowie im Bereich der distalen Handwurzelreihe. Fixierung mit durch Bohrlöcher eingebrachten kortikalen Spänen, **b** Vorgehen im Fall eines stark deformierten und zerfallenden Mondbeins. Exstirpation der Mondbeinreste. Osteotomie des Os capitatum, Proximalverschiebung des proximalen Capitatumteils und interkarpale Fusion. Der frei gewordene Raum im Capitatum wird mit Spongiosa gefüllt und mit Spänen verblockt. (Nach Graner et al. 1966)

ments möglich. Diese Schädigung könne vermieden werden, wenn die Osteotomie weit genug proximal angelegt wird.

Naett et al. stellten 1979 10 Fälle mit einer 1- bis 4jährigen Nachuntersuchungszeit vor, die nach der Graner-Methode operiert worden waren. Sie fanden nach 4–5 Monaten die Arthrodese im Röntgenbild vollständig erreicht. Die Kraft war durchschnittlich um 1/3, die Beweglichkeit um 1/3–2/3 im Vergleich zur gesunden Seite herabgesetzt. In 4 Fällen wurde Schmerzfreiheit, in 5 Fällen nur noch episodische Beschwerden und in 1 Fall stärkere Beschwerden angegeben. Als Kontraindikation für diesen Eingriff wird eine stärkere Arthrose angesehen, die sich unabhängig von den operativen Veränderungen weiterentwickelt und das Ergebnis negativ beeinflußt. Kerschbaumer et al. (1981) vergleichen die Ergebnisse von je 7 Fällen, die nach Graner et al. (1966) operiert wurden, und 7 Fällen mit Implantation einer Silasticprothese. Dabei fanden sie bei der vergleichenden Nachuntersuchung von Schmerz, Kraft, Beweglichkeit und subjektivem Befinden in allen Punkten eine bessere Bewertung der Silasticprothesen.

Leitz (1982) weist auf die Diskrepanz zwischen prognostisch ungünstigen Röntgenbefunden und guten subjektiven Bewertungen hin, die er bei Patienten mit interkarpaler Arthrodese beobachten konnte.

Verglichen mit einer Resektionsarthroplastik ist die interkarpale Arthrodese ein sehr aufwendiger Eingriff, der zudem eine lange postoperative Ruhigstellung erfordert (Koob 1973).

Tabelle 11. Transnavikulolunare Resektionsarthroplastik

Autor	Jahr	Anzahl OP/Nach- untersuch.	Nachunter- suchungs- zeitraum	Schmerz- beseitigung	Beweglichkeit	Besonderes
Steinhäuser	1974	34/34	1,5–9 Jahre	21 exzellent 11 gut 1 mäßig 1 schlecht	29 exzellent–gut 4 mäßig 1 schlecht	23 im alten Beruf 4 im alten Beruf, leichtere Arbeit 6 Berufswechsel 1 ohne Arbeit
Steinhäuser	1981	55	5 Jahre (1,5–11 Jahre)	30 frei 13 deutlich gebessert 2 unverändert 1 schlecht	3 frei 43 gebessert 4 unverändert	36 im alten Beruf 9 im alten Beruf, leichtere Arbeit 8 Berufswechsel 2 Invalide

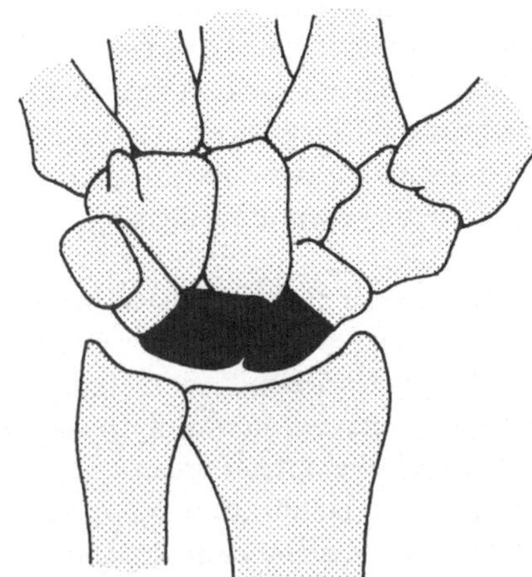

Abb. 44. Schematische Darstellung der transnavikulolunaren Resektionsarthroplastik nach Steinhäuser. *Schwarz* die zu resezierenden Anteile des Os scaphoideum und das Os lunatum. (Nach Steinhäuser 1981)

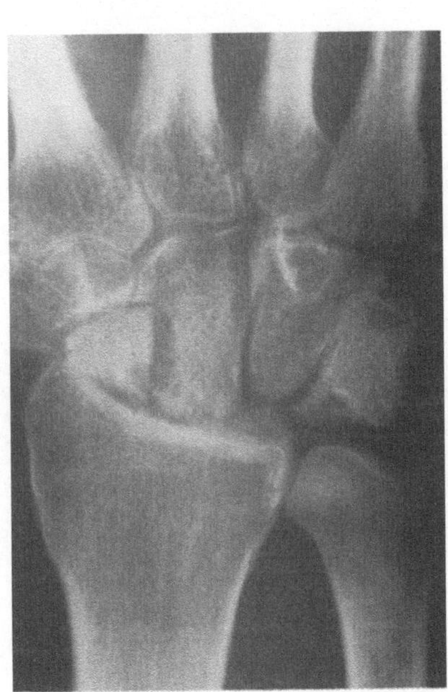

Abb. 45. 1 Jahr nach Resektion der proximalen Handwurzelreihe nach Steinhäuser (1981). Zunehmende Arthrose zwischen distaler Radiusgelenkfläche, Navikularrest und Os capitatum

10.2.8 Transnavikulolunare Resektionsarthroplastik

Steinhäuser (1981) gab die Operatonstechnik der „transnavikulolunaren Resektion" an (Tabelle 11). Das Prinzip besteht darin, die unbrauchbare Handwurzelreihe durch eine neue funktionstüchtige Einheit zu ersetzen, indem an Stelle des erkrankten Mondbeins die breite proximale Basis des Os capitatum der distalen Radiusgelenkfläche zur gelenkigen Korrespondenz gegenübergestellt wird. Jedoch wird nicht — im Gegensatz zur Graner-Operationsmethode — das Kopfbein osteotomiert, sondern nach Exstirpation des nekrotischen Os lunatum zusätzlich die proximalen 2/3 des Os naviculare mitreseziert. Dadurch wird ein spontanes Einstellen der breiten proximalen Gelenkfläche des Kopfbeins in die Mondbeinlücke ermöglicht (Abb. 44, 45).

Steinhäuser selbst sieht die Indikation für diesen Eingriff ausschließlich bei fortgeschrittenen Formen von Lunatumnekrose, die klinisch durch hochschmerzhafte Teilsteife, röntgenologisch durch weitgehenden Zerfall des Os lunatum mit begleitender, sekundärer Arthrosis deformans des Handgelenks gekennzeichnet sind. Das Verfahren der transnavikulolunaren Resektionsarthroplastik bietet für diese Patienten einen Ausweg, die Arthrodese zu umgehen, und dennoch Erhaltung der Gelenkbeweglichkeit bei Schmerzfreiheit zu erzielen.

Steinhäuser stellte 1981 55 nach dieser Methode behandelte Patienten in einer Nachuntersuchung vor. Die Beobachtungszeit lag zwischen 1,5 und 11 Jahren. In 30 Fällen wurde Schmerzfreiheit, in 13 eine deutliche Besserung der Beschwerden erzielt. Bei 43 Patienten konnte ein Bewegungszuwachs beobachtet werden, in nur 1 Fall war die Mobilität mit schlecht bewertet worden.

Eine Kontraindikation für diese Operation sehen wir bei den Fällen mit gleichzeitig bestehender Minusvariante der Ulna.

11 Zusammenfassung

Eine therapeutische Standardmethode gibt es nicht. Konservative Behandlungen sind so lange gerechtfertigt, als eine klinische Symptomatik vorliegt, radiologische Zeichen eines Mondbeinschadens aber nicht nachweisbar sind. Bei positivem radiologischem Befund sollte sich die Therapie an den radiologischen Stadien und an biomechanischen Besonderheiten orientieren. Letztere zu korrigieren – soweit möglich – sollte erstes Ziel der Therapie sein, um bei gegebener klinischer Symptomatik eine Veschlechterung zu vermeiden. Ausgedehnte Eingriffe unter Einbeziehung der gesamten Handwurzelarchitektur schaffen irreversible Zustände und sollten einer engen Indikation unterstellt werden.

12 Literatur

Aderhold M, Aderhold K (1972) Lunatummalazie und Lunatumersatz. Chir Prax 16:81–91

Agerholm JC, Goodfellow JW (1963) Avascular necrosis of the lunate bone treated by excision and prosthetic replacement. J Bone Joint Surg [Br] 45:110–116

Almquist EE, Burns JF (1982) Radial-shortening for the treatment of Kienböck's disease — a 5- to 10-year follow-up. J Hand Surg 7:348–352

Andreesen R (1970) Ist eine Ausheilung der Mondbeinerweichung möglich? Monatsschr Unfallheilkd 73:493–502

Armistead RB, Linscheid RL, Dobyns JH, Beckenbaugh RB (1982) Ulnar lengthening in the treatment of Kienböck's disease. J Bone Joint Surg [Am] 64:170–178

Axhausen G (1924) Nicht Malazie, sondern Nekrose des Os lunatum carpi! Arch Klin Chir 129:26–44

Axelsson R (1973) Niveauoperationen bei Mondbeinnekrose. Handchirurgie 5:187–196

Barbet P (1953) Die Passion Christi. Karlsruhe

Baum EW (1913) Über die traumatische Affektion des Os lunatum und naviculare carpi. Bruns Beitr Klin Chir 87

Beck E (1970) Zur operativen Behandlung der Lunatummalazie. Monatsschr Unfallheilkd 73:75–82

Beck E (1971) Die Verpflanzung des Os pisiforme am Gefäßstiel zur Behandlung der Lunatummalazie. Handchirurgie 3:64–67

Beck E (1974) Die Verpflanzung des Os pisiforme am Gefäßstiel zur Behandlung der Lunatummalazie. Z Unfallmed Berufskr 2:96–97

Beckenbaugh RD, Shives TC, Dobyns JH, Linscheid RL (1980) Kienböck's disease. Clin Orthop 149:98–106

Benz HJ, Blencke BA (1976) Restitution einer Lunatumnekrose beim Kind. Z Orthop 114:819–821

Bergk KH, Koob E, Thümler P (1980) Langzeitergebnisse mit einer neuen Lunatum-Prothese. Handchirurgie 12:109–112

Bertini S, Capanna R, Vitale C (1982) Use of the Swanson prosthesis in Kienböck's disease. Ital J Traumatol 8:33–41

Bonnet-Saroste (1931) Rev Chir (Paris) 50:267

Brüser P, Brüchle H (1976) Ein Beitrag zur Ätiologie der Lunatummalazie. Aktuel Traumatol 6:121 124

Buck-Gramdo DA (1977) Denervation of the wist joint. J Hand Surg 2:54–61

Bürgi B (1980) Unfallbedingte Lunatummalazie. Dissertation, Medizinische Fakultät der Universität Basel

Calandriello B, Palandrini C (1966) Die Behandlung der Lunatummalazie durch Speichenverkürzung. Z Orthop 101:531–534

Calvi (1937) Boll Soc Piemont Chir 7:353

Cohen AJ (1957) New points of view on the nature of lunatomalacie. Arch Chir Neerl 9:309

Cordes E (1930) Über die Entstehung der subchondralen Osteonekrosen. Bruns Beitr Klin Chir 149:28–94

Decloux P, Marchand M, Minet P, Razemon P (1957) La maladie de Kienböck chez le mineur. Lille Chir 12:65

Diethelm LE, Winkler E (1962) Belastungsversuche an Handgelenkpräparaten im Hinblick auf die Lunatummalazie Kienböck. Monatsschr Unfallheilkd 65:457–461

Dihlmann W (1982) Gelenk- und Wirbelverbindungen. Thieme, Stuttgart New York, S 185

Donnersmarck , Graf Henckel von G, Küsswetter W, Witt AN (1976) Biomechanische und klinische Untersuchungen zur transnaviculo-lunären Resektionsarthroplastik nach Steinhäuser. Arch Orthop Unfallchir 84:129—148

Eckhardt K (1984) Spätergebnisse nach Pisiforme — Verpflanzung bei Lunatummalazie. Handchirurgie 16:90—92

Eiken O, Niechajev J (1980) Radius shortening in malacia of the lunate. Scand J Reconstr Surg 14:191—196

Erbs G, Böhm E (1984) Langzeitergebnisse der Os pisiforme-Verlagerung bei Mondbeinnekrose. Handchirurgie 16:85—89

Finsterer H (1924) Der isolierte Bruch des Mondbeines. Bruns Beitr Klin Chir 64:85—120

Frank P (1936) Die Pathogenese der Lunatumnekrose und ihre Beziehung zur funktionellen Belastung. Bruns Beitr Klin Chir 164:200

Frenkel-Tissot HC (1913/14) Beiträge zur Frage der traumatischen Ernährungsstörung des Os lunatum. Fortschr Röntgenstr 21

Gelberman R (1975) Ulnar variance in Kienböck's disease. J Bone Joint Surg [Am] 57: 674—676

Gelberman RH et al (1980) The vascularity of the lunate bone and Kienböck's disease

Gillespie HS (1961) Excision of the lunate bone in Kienböck's disease. J Bone Joint Surg [Br] 43:245—249

Graner O, Lopes EI, Carvalho BC, Atlas S (1966) Arthrodesis of the carpal bones in the treatment of Kienböck's disease, painful united fractures of the navicular and lunate bones with avascular necrosis and old fracture — dislocations of carpal bones. J Bone Joint Surg [Am] 48:764—774

Häuptli O (1954) Die aseptischen Chondro-Osteonekrosen. De Gruyter, Berlin (Chirurgie in Einzeldarstellungen, Bd 18)

Heidenhoffer J (1949) Zur ursächlichen Stellung der Lunatummalazie im Rahmen der örtlichen Malazien. Fortschr Röntgenstr 71:472—475

Honkanen P (1937) Über die sogenannte Kienböck'sche Krankheit und ihre Beziehung zum Unfall. Duodecim 53:766

Horvath F, Kakosy T (1970) Über strukturelle Veränderungen der Handwurzelknochen von Motorsägebedienern. Z Orthop 107:482

Hulten O (1935) Über die Entstehung und Behandlung der Lunatummalazie. Acta Chir Scand 76:121—135

Jaroschy W (1928) Die sog. Malazie des Os lunatum carpi und ihre Beziehungen zu anderen lokalisierten Skelettkrankheiten. Bruns Beitr Klin Chir 143:75—117

Joeck (1937) Der Einfluß der Minusvariante Hultens auf die Entstehung der Lunatummalazie. Arch Orthop Unfallchir 37:618

Josef A, Sextro W (1980) Die Problematik der Mondbeinfraktur. Chir Prax 27:711—716

Keller HL, Pöschl M (1975) Aseptische Knochennekrosen. Unfallmed. Tagung d. Bayr. Landesverb. d. Berufsgenossenschaft, München

Kerschbaumer F, Poisel S, Bauer R (1979) Kritische Betrachtung der Kapitatumosteotomie zur Behandlung der Lunatummalazie. Handchirurgie 11:105—108

Kerschbaumer F, Andree W, Poisel S (1981) Lunatummalazie: Vergleich der Capitatum-Verschiebeplastik und Silastic-Prothese. Orthopädie 10:52—53

Kienböck R (1910/11) Über traumatische Malazie des Mondbeines und ihre Folgezustände, Entartungsformen und Kompressionsfrakturen. Fortschr Röntgenstr 16:77—103

Kinnard P, Tricoire JL, Basova J (1983) Radial shortening for Kienböck's disease. Can Surg 26:261—262

Köstler J (1936) Anatomische Beobachtungen zur Frage der Entstehung dss Mondbeintodes. Arch Orthop Unfallchir 19:43-50

Koken EW (1975) Anatomische Untersuchungen zum Problem der Blutversorgung des Os lunatum. Z Orthop 113:1022—1026

Koob E (1973) Die Mondbeinnekrose. Handchirurgie 5:173—186

Kouba R (1967) Preßluftschäden bei Steinarbeitern. Ergebnisse der Röntgenkontrolle nach 4 Jahren. Zentralbl Arbeitsmed Arbeitsschutz Prophyl Ergonomie 17:67

Laarmann A (1944) Der Preßluftschaden. Thieme Leipzig, S 126

Laarmann A (1961) Kahnbeinpseudarthrose und Mondbeinnekrose als Preßluftschaden. Dtsch Med J 12:189—200

Lang FJ (1931) Zentralbl Chir

Lang FJ (1941) Bruns Beitr Klin Chir 171:581

Lang FJ (1942) Hefte Unfallheilkd 36

Lang FJ (1944a) Z Unfallmed Berufskr 37:23—44

Lang FJ (1944b) Schweiz Unfallmed 38/1

Lang J, Pöschl M (1961) Über die röntgenologische Bedeutung des Discus triangularis ulnae. Ärztl Praxis 13/41:2107

Lecene P, Mouchet A (1924) J Radiol 8:357

Lee MLH (1963) The intraosseous arterial pattern of the carpal lunate bone and its relation to avascular necrosis. Acta Orthop Scand 33:43—55

Leiber B, Olbrich G (1981) Die klinischen Syndrome, Bd 1. Urban & Schwarzenberg, München, S 551

Leitz G (1982) Ergebnisse einer modifizierten Capitatumverschiebung bei Lunatummalazie. Handchirurgie 4:106—108

Lichtman DM, Mack GR, McDonald RI, Gunther SF, Wilson JN (1977) Kienböck's disease: The role of silicone-replacement arthroplasty. J Bone Joint Surg [Am] 59:899—908

Lichtman DM, Alexander AH, Mack GR, Gunther SF (1982) Kienböck's disease — Update on silicone — replacement arthroplasty. J Hand Surg 7:343—347

Marti R, Veldstra R, Vegter J (1981) Die Radiusverkürzungsosteotomie zur Behandlung der Lunatummalazie. Orthopädie 10:54—58

Martini AK, Frank G, Küster HH (1983) Klinische Erfahrungen mit der Handgelenksdenervation nach Wilhelm. Z Orthop 121:767—769

Mau H (1957) Dysostotische Minusvarianten der Elle und Speiche. Z Orthop 89:17

Mau H (1960) Die enchondral-dysostotische Hand im Röntgenbild. Arch Orthop Unfallchir 52:125

Müller D (1975) Erfahrungen mit alloplastischem Einsatz des Mondbeines bei Lunatummalazie. Z Orthop 113:478—479

Müller W (1920) Über die Erweichung und Verdichtung des Os lunatum. Eine typische Erkrankung des Handgelenkes. Bruns Beitr Klin Chir 119:664—682

Naett R, Nonnenmacher J, Copin G (1981) Interkarpale Arthrodese nach Graner. Handchirurgie 13:212—217

Nahigan SH, Li CS, Richey DG, Shaw DT (1970) The dorsal flap orthoplasty in the treatment of Kienböck's disease. J Bone Joint Surg [Am] 52:245—252

Narakas A (1970) Erfahrungen mit der chirurgischen Behandlung von 15 Fällen Kienböck' scher Erkrankung. Handchirurgie 2:8—11

Narakas A, Sennwald G (1973) Le remplacement des os du carpe par des implants en silastic. Med Hyg 31:1—4

Ney R (1977) Le remplacement du semilunaire et du scaphoide carpien par implants de silastic. Z Unfallmed Berufskr 70:71—94

Ovesen J (1981) Shortening of the radius in the treatment of lunatomalacia. J Bone Joint Surg [Br] 63:231—232

Perschl A (1949) Behandlung und Behandlungsergebnisse perilunärer dorsaler Verrenkungen des Mondbeines nach Volar. Springer, Berlin Göttingen Heidelberg

Persson M (1956) Causal treatment of lunatomalacia. Acta Chir Scand 100:531—544

Pfeiffer KM (1974) Lunatummalazie. Z Unfallmed Berufskr 67:88—95

Plaass U (1973) Teilarthrodese des Karpus bei Mondbeinnekrose. Handchirurgie 5:197—200

Pöschl M (1971) Juvenile Osteo-Chondro-Nekrosen. In: Diethelm L, Hauck F, Olsson O, Vieten H, Zuppinger A (Hrsg) Röntgendiagnostik der Skeletterkrankungen. Springer, Berlin Heidelberg New York (Handbuch der medizinischen Radiologie, Bd 5/4, S 45)

Poglayen C, Nevinny-Stickel HB (1953) Die Nekrose des Os lunatum. Z Orthop 83:45

Postel H, Torklus D von (1975) Silasticendoprothesen bei Lunatummalazie. Z Orthop 113:483—484

Potma BJN (1973) Verlängerungsosteotomie der Ulna mittels einer A-O-Halbrohrplatte als Distraktions osteosynthese bei der Behandlung der Lunatummalazie. Z Orthop 111: 116—120

Ramakrishna B, D'Netto DC, Sethu AU (1982) Long-term results of silicone rubber implants for Kienböck's disease. J Bone Joint Surg [Br] 54:361—363

Razemon JP (1973a) Indications dans le maladie du Kienboeck. Rev Chir Orthop 59:187—188

Razemon JP (1973b) Lunarectomie. Rev Chir Orthop 59:178—179

Regele R, Rettig H (1979) Ein Beitrag zum Problem der Behandlung der Lunatummalazie. Unfallheilkunde 82:76—79

Reichelt A, Seibold J (1976) Die Therapie der Lunatummalazie. Arch Orthop Unfallchir 84:299—316

Resnick D, Niwayama G (eds) (1981) Anatomy of individual joints. In: Diganosis of bone and joint disorders. Saunders, Philadelphia London Toronto

Roca J, Beltran JE, Fairen MF, Alvarez A (1976) Treatment of Kienböck's disease using a silicone — rubber implant. J Bone Joint Surg [Am] 58:373—376

Rochlin DG, Zeitler E (1968) Röntgenanatomie der Hand des Erwachsenen. In: Diethelm L, Hauck F, Olsson O, Vieten H, Zuppinger A (Hrsg) Skelettanatomie (Röntgendiagnostik. Springer, Berlin Heidelberg New York (Handbuch der medizinischen Radiologie, Bd 412, S 41)

Röstlund T, Sommer F, Axelsson R (1980) Denervation of the wrist joint — an alternative in condition of chronic pain. Acta Orthop Scand 51:609—616

Rosemeyer B, Artmann M, Viernstein K (1976) Lunatummalazie. Arch Orthop Unfallchir 85:119—127

Rossak K (1966) Druckverhältnisse am Handgelenk unter besonderer Berücksichtigung von Frakturmechanismen. Verh Dtsch Orthop Ges 296

Rostock P (1931) Ergebnisse operativer und konservativer Behandlung der Mondbeinnekrose. Arch Orthop Unfallchir 31:439—450

Rostock P (1932) Langenbecks Arch Klin Chir 173:221—222

Roullet J, Nortclerc JA (1973) Allongement du cubitas dans la maladie de Kienböck. Rev Chir Orthop 59:163—165

Rüttner JR (1946) Beiträge zur Klinik und pathologischen Anatomie der Kienböck'schen Krankheit (Lunatummalazie). Helv Chir Acta [Suppl 1] 13

Schnek F (1930) Federnde Dorsalluxation der Elle — Konsolenradius — Madelungsche Deformität. Z Orthop Chir 53:101

Segmüller G (1981) Zur Lunatummalazie (Morbus Kienböck). Orthopädie 10:47—51

Seibold J, Reichelt A (1975) Die Therapie der Lunatummalazie. Arch Orthop Unfallchir 82:325—335

Spaltholz W (1939) Handatlas der Anatomie des Menschen. Hirzel, Leipzig

Stahl F (1947) On lunatomalacia (Kienböck's disease). Acta Chir Scand [Suppl] 95:126

Stark HH, Zemel NP, Ashworth CR (1981) Use of a hand-carved silicone-rubber spacer for advanced Kienböck's disease. J Bone Joint Surg [Am] 63:1359—1370

Steinhäuser J (1969) Zur operativen Behandlung der Mondbeinnekrose. Verh Dtsch Ges f Orthop u Traumat, 55. Kongreß, Kassel. Enke, Stuttgart, S 430

Steinhäuser J (1979) Ausgedehnte Zyste am Ulnaköpfchen und Lunatummalazie. Handchirurgie 11:207—208

Steinhäuser J (1981) Langzeiterfahrungen mit der Steinhäuser-Operation bei fortgeschrittener Mondbeinnekrose. Orthopädie 10:59—63

Steinhäuser J, Abele H (1970) Die Bedeutung der Minusvariante der Elle für die Entstehung der Lunatummalazie. Handchirurgie 1:12—17

Steinhäuser J, Abele H (1974) Beitrag zur Pathogenese der Mondbeinnekrose. Arch Orthop Unfallchir 78:227—236

Sundberg SB, Linscheid RL (1984) Kienböck's disease. Clin Orthop 187:43—51

Swanson AB (1968) Silicone rubber implants for replacement of arthritis of destroyed joints in the hand. Surg Clin North Am 48:1113

Talke M, Weigert M (1976) Die operativen Behandlungsmöglichkeiten der Lunatummalazie. Orthop Praxis 12:141–144

Therkelsen F, Andersen K (1949) Lunatummalazie. Acta Chir Scand 97:503

Tillberg B (1968) Kienböck's disease treated with Osteotomy to lengthen ulna. Acta Chir Scand 39:359–368

Tillmann G (1931) Welche Stellung nimmt die Lunatumnekrose in der Unfallchirurgie ein? Chirurg 3:815–818

Tubiana R (ed) (1981) The hand, vol 1. Philadelphia

Ufreduzzi C (1923) Chir Organi Mov 7:149

Viernstein K, Weigert M (1967) Die Radiusverkürzungsosteotomie bei Lunatummalazie. Münch Med Wochenschr 109:1992

Wagner W (1932) Lunatummalazie bei elektrischem Unfall. Langenbecks Arch Klin Chir 170:483–487

Watson-Jones R (1957) Fractures and joint injuries, vol 2. Livingstone, London

Weber H, Gregel A (1967) 100 Beobachtungen von aseptischen Mondbeinnekrosen des Handgelenkes – Spätergebnisse. Vortr Dtsch Ges Chir 84 Tagg, München

Wette W (1928) Die Begutachtung der Lunatummalazie und verwandter Krankheitsbilder. Monatsschr Unfallheilkd 35:336–342

Wette W (1930) Lunatummalazie als Unfallfolge und Berufskrankheit. Arch Orthop Unfallchir 29:299

Wette W (1932a) Monatsschr Unfallheilkd 39:79

Wette W (1932b) Jahrbuch Radiologie, 7.

Wette W (1935) Arch Orthop Unfallchir 36:41

Wette W (1936) Die Bedeutung der „Minusvariante" (Hulten) für die Ätiologie der Lunatumnekrose. Arch Orthop Unfallchir 19:41–46

Wette W (1941) Monatsschr Unfallheilkd 48:289

Wickenhauser J, Beck E (1975) Die Kienböck'sche Erkrankung. Fortschr Röntgenstr 122:303–308

Wickenhauser J, Beck E (1979) Röntgenberichte 8:331

Wilhelm A (1966) Gelenkdenervierung und ihre anatomische Grundlage. Hefte Unfallheilkd 86:51

Wilhelm A (1974) Die Denervation des Handgelenks. Z Unfallmed Berufskrankh 67:113–19

Willert HG (1977) Pathogenese und Klinik der spontanen Osteonekrosen. Z Orthop 115:444–462

Willert HG (1981) Pathogenese und Klinik der spontanen Osteonekrosen. Orthopäde 10:19–39

Wydler M (1935) Dissertation, Universität Zürich

Zeitler E, Rochlin DG (1968) Röntgendiagnostik der Hand und Handwurzel. In: Diethelm L, Olsson O, Strnad F, Vieten H (Hrsg) Skelettanatomie (Röntgendiagnostik). Springer, Berlin Heidelberg New York (Handbuch der medizinischen Radiologie, Bd 412)

Zihlmann J (1954) Beitrag zur unfallbedingten Lunatummalazie. Dissertation, Medizinische Fakultät der Universität Zürich

Zorn, G (1960) Über Mondbeinbrüche und ihre Heilung im Vergleich zum Mondbeintod. Monatsschr Unfallheilkd 63:254–259

Sachverzeichnis

Unfallheilkunde

Beihefte zur Zeitschrift „Der Unfallchirurg" Herausgeber: J. Rehn, L. Schweiberer, H. Tscherne

175. Heft: K. E. Rehm

**Die Osteosynthese
der Thoraxwandinstabilitäten**

1986. 109 Abbildungen, 44 Tabellen.
XII, 171 Seiten. Broschiert DM 86,–
ISBN 3-540-15932-0

174. Heft:

**48. Jahrestagung der Deutschen
Gesellschaft für Unfallheilkunde e.V.
14.–17. November 1984, Berlin**

Kongreßbericht im Auftrage des Vorstandes
zusammengestellt von A. Pannike
1985. 256 Abbildungen. XXV, 665 Seiten.
Broschiert DM 236,–. ISBN 3-540-15814-6

173. Heft: K.-G. Kunze

Die Durchblutung der Knochen

Eine tierexperimentelle Studie zur
Durchblutung der Knochen unter verschiedenen
Bedingungen
1985. 52 Abbildungen, 30 Tabellen. VII, 104 Seiten. Broschiert DM 56,–. ISBN 3-540-15433-7

172. Heft:

Bandersatz mit Kohlenstoffasern

Herausgeber: C. Burri, L. Claes, G. Helbing
1985. 149 Abbildungen. VII, 158 Seiten.
Broschiert DM 98,–. ISBN 3-540-15432-9

171. Heft: D. Otte, E.-G. Suren

Der Fahrradunfall

Eine verkehrsmedizinisch-technische Analyse
1986. 39 Abbildungen, 39 Tabellen.
VIII, 80 Seiten. Broschiert DM 55,–
ISBN 3-540-15752-2

Springer-Verlag
Berlin Heidelberg New York
London Paris Tokyo

170. Heft:

**Posttraumatische Schäden
des Schultergürtels**

17. Reisensburger Workshop zu Ehren von
M. E. Müller und J. Rehn, 3. bis 5. März 1983
Herausgeber: C. Burri, A. Rüter
1984. 86 Abbildungen.
XV, 236 Seiten.
Broschiert DM 98,–. ISBN 3-540-12970-7

169. Heft: V. Echtermeyer

Das Kompartment-Syndrom

Diagnostik und Therapie
Eine klinische und tierexperimentelle Studie
Geleitwort von H. Tscherne
1985. 71 Abbildungen. XI, 120 Seiten
Broschiert DM 64,–. ISBN 3-540-15023-4

168. Heft: B. Landsleitner

Klinische Replantationschirurgie

Tierexperimentelle Untersuchungen über
mikrovaskuläre Interponate
1985. 66 Abbildungen, 21 Tabellen.
IX, 116 Seiten.
Broschiert DM 68,–. ISBN 3-540-13220-1

167. Heft:

Bandverletzungen des Kniegelenkes

17. Jahrestagung der Österreichischen Gesellschaft
für Unfallchirurgie
1. bis 3. Oktober 1981, Salzburg
Kongreßbericht im Auftrage des Vorstandes zusammengestellt von H. Frick
1984. 201 Abbildungen. XXI, 480 Seiten.
Broschiert DM 128,–. ISBN 3-540-12606-6

166. Heft: L. v. Laer

Skelett-Traumata im Wachstumsalter

1984. 49 Abbildungen. VIII, 84 Seiten.
Broschiert DM 42,–. ISBN 3-540-12605-8

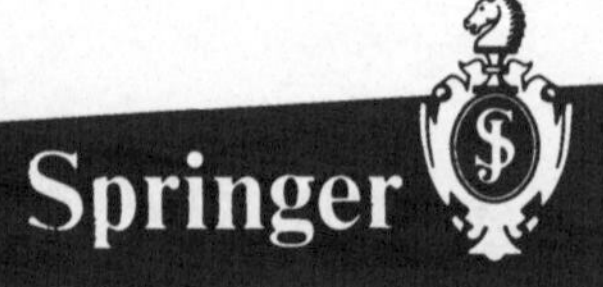